AF724454

CONTRIBUTION

A L'ÉTUDE

DE LA

CIRRHOSE HYPERTROPHIQUE

SANS ICTÈRE

PAR

Le Dr Eugène WATRIN

MÉDECIN STAGIAIRE AU VAL-DE-GRACE
EX-INTERNE DES HOPITAUX

NANCY
IMPRIMERIE PAUL SORDOILLET
51, rue Saint-Dizier, 51

1887

115

CONTRIBUTION A L'ÉTUDE

DE LA

CIRRHOSE HYPERTROPHIQUE

SANS ICTÈRE

Td 115 215

NANCY — IMP. PAUL SORDOILLET

CONTRIBUTION

A L'ÉTUDE

DE LA

CIRRHOSE HYPERTROPHIQUE

SANS ICTÈRE

BIBLIOTHÈQUE NATIONALE
R.F.
IMPRIMÉS

PAR

Le Dr Eugène WATRIN

MÉDECIN STAGIAIRE AU VAL-DE-GRACE
EX-INTERNE DES HOPITAUX

NANCY
IMPRIMERIE PAUL SORDOILLET
51, rue Saint-Dizier, 51

1887

INTRODUCTION

Pendant notre internat à l'hôpital Saint-Julien, nous avons eu l'occasion d'observer et de suivre jusqu'à l'autopsie une forme particulière de cirrhose hypertrophique du foie, offrant par l'ensemble de ses caractères anatomiques et cliniques un tableau différent de celui qu'on est habitué à rencontrer le plus souvent dans cette affection.

Sur les conseils de notre maître, M. le professeur agrégé E. Demange, nous avons pensé qu'il serait intéressant d'étudier cette observation dans notre thèse inaugurale et d'en faire une analyse aussi complète que possible.

Notre intention n'est pas de faire ici une monographie complète de la cirrhose en général. Nous plaçant à un point de vue spécial de la question, nous essaierons par l'examen approfondi des lésions, par leur étude comparative avec celles que présentent les formes classiques, ou considérées comme telles, de démontrer que notre cas ne saurait appartenir à une unité morbide toujours identique, mais qu'il relève au contraire d'une de ces formes irrégulières, dans lesquelles les symptômes classiques sont plus ou moins modifiés.

Nous diviserons notre travail en deux parties bien distinctes :

Dans la première, sur laquelle nous nous appesantirons d'une façon toute spéciale, après un aperçu rapide des différentes phases de l'histoire de la cirrhose depuis l'époque où cette affection a été décrite pour la première fois jusqu'au jour actuel, nous donnerons l'observation que nous avons recueillie avec les détails de l'autopsie. Nous exposerons ensuite les résultats de nos recherches anatomo-pathologiques, en insistant dans la discussion sur les particularités que nous aurons constatées : nous nous appuierons alors sur les données que nous aura fournies cette étude pour établir le diagnostic anatomique. Enfin nous essaierons, par des considérations pathogéniques, de déterminer la nature et l'origine du processus.

La seconde partie de notre travail sera essentiellement clinique; après avoir recherché dans l'anatomie pathologique l'explication des symptômes, nous verrons à discuter sur la dénomination qui convient le mieux à notre forme morbide, d'après ses caractères anatomiques et cliniques. Puis nous passerons successivement en revue les diverses affections avec lesquelles doit être comparé le diagnostic, et nous terminerons en donnant, dans nos conclusions, le résumé concis de notre étude.

Que M. le professeur agrégé Emile Demange, qui nous a guidé dans ce travail, daigne recevoir ici l'expression de notre vive reconnaissance pour ses précieux conseils et pour la grande bienveillance qu'il nous a toujours témoignée.

M. le professeur Hecht nous permettra de lui exprimer tous nos remerciements pour l'honneur qu'il nous a fait en acceptant la présidence de notre thèse.

Merci aussi à nos amis Bresse et Vaton, pour l'empressement avec lequel ils ont mis à notre disposition leur talent de dessinateur.

PREMIÈRE PARTIE

HISTORIQUE

L'étude que nous nous proposons de faire ayant rapport à la cirrhose hypertrophique, nous laisserons ici de côté certains points de détail de l'histoire générale de la cirrhose, et nous insisterons surtout sur la forme que nous avons en vue. La description de la cirrhose est de date relativement récente. C'est dans notre siècle que cette affection a été décrite pour la première fois par Laënnec (1), auquel revient l'honneur d'en avoir fait une entité morbide et de lui avoir assigné son nom. Pour cet auteur, la cirrhose n'était constituée que par des produits de nouvelle formation dont le dépôt accidentel dans le foie déterminait l'atrophie constante du tissu normal.

Bichat (2) ne fait que confirmer les données de Laënnec sur cet état particulier du foie qui ne se compliquerait, dit-il, jamais de volume extraordinaire de l'organe et dont il amènerait l'atrophie constante.

Boulland (3), Andral (4), Cruveilhier (5) battent en brè-

(1) Laennec, *Auscultation médicale*, 1re édit. Observ. 25, 29, 35, 36, 1819.

(2) Bichat, *Dernier cours sur l'Anat. path.*, publié par Béclard. Paris, 1826.

(3) Boulland, *Mémoire de la Société médicale d'émulation*, t. IX, 1826.

(4) Andral, *Précis d'anatomie path.*, t. II, 1829.

(5) Cruveilhier, *Traité d'an. path.*, t. III, 1830.

che l'opinion erronée de Laënnec, que les nodosités de la cirrhose (cirrhoses de Laënnec) ne sont que des produits de nouvelle formation, capables de subir un ramollissement analogue à celui des tubercules. Mais les théories qu'ils donnent eux-mêmes ne reposent pas sur des bases plus solides. Peut-être cependant ont-ils déjà l'idée d'une hypertrophie préalable du foie précédant la période atrophique de l'organe.

Pour Andral, il y aurait hypertrophie de ce qu'il appelle la substance jaune et atrophie de la substance rouge, et l'excès de cette substance rouge pourrait amener temporairement une hypertrophie de l'organe.

Cruveilhier n'admet déjà plus qu'une seule substance dans le foie et se demande si, dans la cirrhose du foie, « il n'y aurait pas, comme dans la cirrhose du rein, une première période dans laquelle le foie ne présenterait ni bosselures, ni corrugations, et dans laquelle le tissu fibreux de ces organes ne serait point développé? »

Kiernan (1) part d'une conception nouvelle de la structure histologique du foie pour étayer une théorie nouvelle de la cirrhose, et, après avoir démontré l'existence normale d'une trame conjonctive qui entoure et pénètre le lobule hépatique, il attribue au développement anormal de cette trame le processus morbide.

Carswell (2), de Hallmann (3), Becquerel (4) ne font que confirmer les idées de Kiernan, sans guère changer l'état de la question au point de vue anatomo-pathologique. Le même vague persiste après les études de Rokitansky (5),

(1) Kiernan, *Philosophical transactions*, 1833.

(2) Carswell, *Path. anat. de l'atrophie*, 1833-38.

(3) De Hallmann, *De cirrhosi hepatitis*, thèse inaugurale, 1839.

(4) Becquerel, *Recherches anat.-path. sur la cirrhose du foie*. Arch. de médecine, 1840.

(5) Rokitansky, *Path. anat.*, t. III, 1842.

de Müller (1), de Oppolzer de Prague (2), de Gluge (3), de Wilson de Copland (4), de Budd (5). Le mérite de ces trois derniers auteurs est d'avoir su rattacher à sa vraie cause, c'est-à-dire à l'inflammation chronique, l'hypertrophie de la trame cellulo-fibreuse du foie.

Enfin, en 1846, nous voyons la cirrhose entrer dans une phase nouvelle d'un intérêt plus immédiat pour notre sujet. Requin (6) publie le premier une observation de foie cirrhosé et cependant hypertrophié dans toute son étendue. Trois ans après, le même auteur donne une seconde observation (*Union médicale*), qui va lui permettre d'établir des données plus précises. « La cirrhose, dit-il, est due à l'hypertrophie de la trame cellulo-vasculaire d'un plus ou moins grand nombre de granulations hépatiques. Ces granulations s'hypertrophient, non pas toutes en même temps, mais successivement, et elles atrophient par compression les granulations restées saines. De là, en règle ordinaire, le ratatinement et l'atrophie de la masse générale du foie. Mais, dans certains cas, il peut se faire, on le conçoit sans peine, que le nombre des granulations qui s'hypertrophient soit tout de suite assez considérable pour constituer une hypertrophie générale du viscère. » (*Suppl. au Dict. des Dict.*, 1851.)

Mesnet cite, en 1849 (7), un nouveau cas de cirrhose avec hypertrophie du foie.

Dès lors, la question de la cirrhose, telle que l'avait

(1) Muller, *Müller's Archiv.*, 1843.
(2) Oppolzer, *Prager Vierteljahrschrift*, t. III.
(3) Gluge, *Atlas der path. Anat.*, 1843-47.
(4) Wilson, *Dict. of pract. med.*, t. VIII.
(5) Budd, *Diseases of the liner*, 1845.
(6) Requin, *Eléments de pathologie*, t. II, p. 774, 1846.
(7) *Union médicale.*

décrite Laënnec, avec son caractère d'unité et d'atrophie constante, était complètement transformée. On allait pouvoir distinguer dans cette affection deux variétés classiquement appréciables : la cirrhose atrophique et le cirrhose hypertrophique. Comme nous allons le voir, cette division rencontrera des oppositions formelles et nombre d'auteurs auront peine à la reconnaître ; mais l'élan est donné et, de jour en jour, de nouvelles recherches mettront en lumière les faits intéressants de la question.

En 1853, M. Gübler (1) confirme, par deux observations très remarquables de cirrhose hypertrophique, la nouvelle distinction admise.

Après Todd (2) qui formule nettement la nouvelle forme, Charcot et Luys présentent à la Société de biologie (1859) un foie volumineux à consistance rappelant celle du lard ou de la cire, de coloration blanc-jaunâtre, dans lequel l'examen histologique démontre l'existence d'un tissu fibroïde entourant non seulement les acini, mais s'étendant vers les parties centrales du lobule en enserrant dans ses mailles les cellules hépatiques. C'était la description de la lésion anatomique de la cirrhose hypertrophique.

Mais l'entité morbide n'était pas encore cliniquement constituée, et nous voyons, en 1866, le Dr Auguste Ollivier (3) regarder la cirrhose hypertrophique comme le stade de début de la cirrhose atrophique. C'est seulement en 1871 que le Dr P. Olivier (4), se fondant sur les caractères anatomiques et surtout cliniques, établit définitivement la séparation qu'avait entrevue Requin et fonde un

(1) Gubler, Thèse d'agrégation *Sur la théorie la plus rationnelle de la cirrhose*, 1853.

(2) Todd, *Medic. Times*, 1857.

(3) A. Ollivier, *Gaz. médicale*, 1866, Paris.

(4) P. Olivier, *Union médicale*, 1871.

type bien distinct de la première période de la cirrhose commune, dans laquelle, comme on le sait, il y a augmentation de volume de l'organe.

De cette époque jusqu'au jour actuel, cliniciens et histologistes vont s'emparer de la question pour tâcher d'en éclaircir les points obscurs et controversés.

En 1874, Hayem (1) part de la notion étiologique pour diviser la cirrhose hypertrophique en diverses variétés (cirrhose syphilitique, foies dans lesquels il y a combinaison d'hépatite interstitielle et d'infiltration graisseuse, ou d'hépatite interstitielle et de dégénérescence amyloïde; cirrhose paludéenne avec infiltration pigmentaire de Lancereaux). Il cite un cas d'hépatite interstitielle hyperplastique (prolifèrative de quelques auteurs) à forme chronique, tout en reconnaissant que la maladie peut avoir une marche aiguë ou subaiguë.

M. Cornil (2), étudiant l'état anatomique des vaisseaux biliaires et sanguins dans la cirrhose, nous montre les canalicules biliaires extra et intralobulaires dilatés avec un revêtement intérieur de petites cellules implantées très régulièrement sur les parois épaissies : la lumière du canal est parfois obstruée par de petits blocs de matière colorante biliaire. Les capillaires sanguins agrandis forment un véritable tissu caverneux.

M. Hanot, dans sa thèse sur la cirrhose hypertrophique avec ictère chronique (1875), donne le premier un ensemble complet sur cette forme caractérisée anatomiquement, en outre d'une sclérose extralobulaire et souvent intralobulaire

(1) Hayem, *Contribution à l'étude de l'hépatite interstitielle chronique avec hypertrophie*, Arch. de Physiol., janv. 1874.

(2) Cornil, *Note pour servir à l'histoire anatom. de la cirrhose hépatique*, Arch. de Physiol., 1874.

sans tendance à la rétraction, par une lésion appréciable des canalicules biliaires, telle que l'avait décrite Cornil.

Kiener et Kelsch (1), dans leurs recherches sur les conditions qui peuvent favoriser la néoformation des canalicules biliaires, arrivent à considérer l'altération parenchymateuse comme une condition des plus favorables à la genèse du réseau biliaire, tout en admettant que le catarrhe des voies biliaires peut être une cause prédisposante.

Charcot et Gombault (2), après avoir montré la nécessité de distinguer plusieurs individualités dans l'hépatite interstitielle d'après le seul caractère tiré de l'anatomie et de la clinique, hypertrophie ou atrophie de l'organe, voient cette distinction justifiée actuellement par l'étude anatomique qui assigne à chaque variété un caractère histologique. Aujourd'hui que, dans certains cas, les canalicules biliaires présentent des lésions très appréciables, il y a même lieu d'établir des sous-variétés dans la cirrhose hypertrophique suivant qu'elle s'accompagne ou non de lésions des voies biliaires.

Nous venons de voir, dans cet historique résumant les divers travaux des auteurs sur la question, que la cirrhose hypertrophique, longtemps méconnue et même niée, avait enfin conquis sa place dans le cadre pathologique, comme entité morbide spéciale, et que l'honneur de cette découverte et de cette systématisation revenait tout entier ou peu s'en faut à l'Ecole de Paris. Cependant, en Allemagne, la dualité de la cirrhose est loin d'être acceptée, comme elle l'est généralement aujourd'hui par les auteurs français. Si

(1) Kiener et Kelsch, *Note sur la néoformation des canalicules biliaires dans l'hépatite*, Arch. de Physiol., 1876.

(2) Charcot et Gombault, *Contribution à l'étude des différentes formes de cirrhoses du foie*, Arch. de Physiol., 1876.

certains auteurs allemands, tels que Thierfelder (1) et Ackermann (2), tout en contestant la valeur des bases nosographiques sur lesquelles repose la cirrhose hypertrophique, consentent cependant à enregistrer la nouvelle forme et à lui donner une place dans leurs travaux, la plupart des autres savants, Brieger (3), Litten (4), Birsch-Hirschfeld (5), Küsner (6), ne veulent voir dans la cirrhose hypertrophique que la phase initiale de la cirrhose atrophique. « Nous considérons, dit le professeur Birsch-Hirschfeld, dans son *traité d'anatomie pathologique*, la prolifération du tissu interstitiel avec hypertrophie du foie comme le premier stade de la cirrhose atrophique et nous n'acceptons pas de forme hypertrophique de la cirrhose. »

En 1880, Wannebroucq et Kelsch (7) émettent des données nouvelles sur la pathogénie de la lésion en tant qu'hypertrophie. Pour eux, c'est à l'hyperplasie du tissu glandulaire et à sa transformation en tissu de sclérose que le foie doit surtout son augmentation de volume, et non pas seulement, comme on l'avait admis jusqu'alors à l'hypertrophie conjonctive périvasculaire, bien que celle-ci ait également à entrer en ligne de compte.

L'année suivante les mêmes auteurs confirment leurs idées et, puisque pour eux ce sont les altérations prédomi-

(1) THIERFELDER, *Ziemssen's Handb.*, Band VIII, 1re Hälfte.

(2) ACKERMANN, *Ueber hypertrophische und atrophische Lebercirrhose.* Arch., Band LXXX.

(3) BRIEGER, *Zur Lehre von der fibrosen Hepatitis*, Virchow's Arch., Band LXXX.

(4) LITTEN, *Ueber die biliäre Form der Lebercirrhose*, Charité-Annalen, 1878.

(5) BIRSCH-HIRSCHFELD, *Pathologische Anatomie.*

(6) KÜSNER, *Sammlung klinisch. Vortræge*, von Volkmann, no 141.

(7) WANNEBROUCQ et KELSCH, *Note sur un cas de cirrhose hypertrophique avec ictère chronique*, Arch. de Physiol., 1880.

nantes du parenchyme qui donnent à la cirrhose hypertrophique son cachet anatomique et caractéristique, l'hyperémie capillaire chronique, l'hyperplasie nodulaire et diffuse du parenchyme étant les vraies causes de l'hypermégalie persistante de l'organe, ils voudraient voir substituer au nom de cirrhose hypertrophique celui d'hépatite parenchymateuse.

A la notion de la phlébite des rameaux intrahépatiques de la veine porte, affirmée dans les leçons de Charcot, Sabourin (1) ajoute des idées nouvelles sur l'évolution du tissu conjonctif dans la cirrhose et arrive à une conception originale du lobule cirrhotique qu'il comprend, comme nous le verrons, d'une autre façon que celle admise généralement jusqu'alors. Il fait le premier, mention du système veineux sus-hépatique, c'est-à-dire de la phlébite oblitérante plus ou moins limitée qui envahit souvent les diverses ramifications de ce système.

Enfin, reconnaissant qu'à côté des cirrhoses types, certaines formes très avancées, biliaires ou vasculaires ne sauraient rentrer dans un cadre unique, il dissocie la cirrhose hypertrophique biliaire de Hanot et en extrait en quelque sorte la cirrhose hypertrophique graisseuse, qu'il décrit comme spéciale d'emblée.

Tel est l'état actuel de la question qui prouve que la forme hypertrophique est à peu près généralement acceptée comme entité morbide. Mais les diverses observations des auteurs, considérées au point de vue anatomique, démontrent suffisamment, par la variabilité des lésions, qu'on ne saurait désigner par les termes *cirrhose hypertrophique*, un ensemble symptomatique toujours identique. L'étude des caractères cliniques, qui diffèrent d'un cas à l'autre, indique également

(1) SABOURIN, *Revue de médecine*, 1882.

comme l'admet Dieulafoy (1), la nécessité d'établir des divisions dans la cirrhose hypertrophique.

L'observation qui fait le sujet de notre thèse vient à l'appui de cette opinion et montre qu'on aurait tort de vouloir trop systématiser la cirrhose et de baser des classifications sur des caractères anatomiques ou cliniques souvent incertains.

---

(1) DIEULAFOY, *Gazette hebdomadaire*, 1881.

OBSERVATION

(PERSONNELLE)

Recueillie dans le service de M. le Professeur agrégé Émile Demange.

Le nommé L'h..., âgé de 84 ans, scieur de bois, puis manœuvre, est à l'hospice Saint-Julien depuis 1881. Était atteint d'un tremblement sénile très accentué, remontant à 26 ou 27 ans, pour lequel il était en observation constante (tremblement à oscillations verticales de la tête, tremblement des mains, etc...). Nous laissons de côté cette partie de l'observation qui n'est d'aucun intérêt pour notre sujet.

Mère morte à l'âge de 90 ans ; père mort à un âge avancé.

Antécédents personnels. — L'h... a toujours joui d'une bonne santé ; pas de palpitations de cœur, pas d'essoufflement par la marche rapide, pas de rhumatisme articulaire aigu ; à peine quelques douleurs rhumatismales. N'aurait jamais eu la syphilis ; pas d'antécédents alcooliques ; de temps en temps, aurait eu des fourmillements dans les jambes ; pas d'insomnie ; pas de rêves ; rarement des cauchemars ou des hallucinations, pas de troubles gastriques.

En février 1881, le malade a eu un ictère catarrhal léger, de peu de durée, suivi d'une diarrhée abondante qui céda rapidement au traitement. — Depuis cette époque, il a continué à bien se porter ; pas de troubles digestifs ; appétit assez bon.

Le 14 janvier 1887, entre à l'infirmerie. L'h... se plaint d'un état général de faiblesse et de fatigue qui aurait débuté il y a quinze jours ou trois semaines, accompagné d'une diarrhée persistante et d'une diminution progressive de l'appétit.

État actuel (15 janvier 1887). — A la vue du malade, on est frappé de la pâleur de la peau de tout le corps et surtout de la face; le malade, jusqu'alors chargé d'embonpoint, a notablement maigri et présente tous les signes d'un affaiblissement marqué. Il a toute son intelligence et répond nettement aux questions. Très abattu, il a peine à se tenir debout et n'exécute le moindre mouvement qu'avec de grands efforts. Pas de toux ; dyspnée légère : pas d'œdème des membres inférieurs, non plus que des parois abdominales.

Pouls petit, peu ample, irrégulier, fréquent (105); artères radiales très dures et flexueuses La pointe du cœur bat faiblement à deux travers de doigt en dehors de la ligne mamillaire, au sixième espace intercostal; les bruits sont éloignés, mal frappés, surtout à la base où on perçoit à peine le second temps. Pas de souffle ; quelques intermittences.

Thorax emphysémateux ; la sonorité des poumons est normale ; la respiration est rude avec de gros râles muqueux disséminés et quelques râles sous-crépitants en arrière et aux bases. — Peau chaude, langue blanche couverte d'un enduit épais. L'appétit est considérablement diminué ; les digestions sont pénibles. Pas de nausées, pas de vomissements ; diarrhée abondante ; il n'y a jamais eu de sang dans les matières fécales.

Le foie, dont la palpation est rendue difficile par la couche de graisse qui double les parois abdominales et dont le bord inférieur est à peine perçu, semble augmenté de vo-

BIBLIOTHÈQUE NATIONALE R.F. IMPRIMÉS

lume et déborde les fausses côtes de deux travers de doigt.

Pas de douleur localisée dans la région du foie, ni en aucun point de l'abdomen.

Traitement. — Vin de quinquina ; teinture de noix vomique : 4 gouttes matin et soir. Potion avec extrait de ratanhia 4 gr. et extrait thébaïque 0g,05. — Lait.

20 janvier. — Légère amélioration de l'état général : la diarrhée a presque complètement disparu.

Cette amélioration n'est que temporaire et, pendant les jours suivants, on voit le malade s'affaiblir progressivement ; il reste constamment au lit ; appétit nul ; soif vive ; diarrhée alternant avec des selles normales colorées.

L'intelligence et la mémoire sont bien conservées malgré l'abattement du malade qui présente un teint cireux, sans coloration ictérique.

L'état général reste le même qu'à l'entrée (20 février). — Les urines rares, renferment 1g,25 d'albumine par litre ; traitées par l'acide azotique fumant, elles ne donnent pas la réaction caractéristique des matières colorantes biliaires ; elles ne renferment pas de sucre. — Pas d'œdème des mem bres inférieurs, pas d'anasarque.

10 mars. — L'état cachectique ne fait que s'accentuer ; teint de plus en plus livide, sans ictère ; la faiblesse est très grande et le malade peut à peine se mouvoir dans son lit. Bien que l'intelligence soit encore nette, L'h... est plongé continuellement dans une somnolence et une torpeur dont il faut le tirer en lui parlant fortement, pour qu'il réponde aux questions.

Le foie dépasse les fausses côtes de trois travers de doigt ; dilatation très légère, à peine sensible, des veines des parois abdominales.

L'examen de l'abdomen révèle une faible quantité de liquide ascitique. A la percussion, sonorité dans toute la moitié antérieure du ventre. La matité n'existe que dans les flancs où elle forme une ligne de niveau qui se déplace quand on fait changer la position du malade. Pas de sensation de flot.

La diarrhée a disparu ; les selles sont régulières, les matières fécales normalement colorées, sans mélange de sang.

23 mars. — Le malade a été pris subitement, la veille au soir, d'une dyspnée intense avec point de côté, sous le mamelon gauche, sans frisson. Toux grasse, peu fréquente ; expectoration muco-purulente. A la percussion du thorax, en avant, à droite, sonorité normale, un peu exagérée. A gauche, son clair et ample au premier espace intercostal ; submatité aux deuxième et troisième espaces ; matité absolue à partir du troisième espace. -- A l'auscultation, à droite, expiration prolongée avec sibilances et gros râles secs ; à gauche, le murmure vésiculaire, très affaibli aux deuxième et troisième espaces, devient de moins en moins perceptible aux espaces suivants. — En arrière, submatité dans la fosse sous-épineuse gauche et matité absolue à partir de l'angle de l'omoplate. A droite, sonorité normale. Gros ronchus dans toute la hauteur du poumon droit ; à gauche, râles secs dans la fosse sus-épineuse. Murmure vésiculaire faible dans la fosse sous-épineuse et râles sous-crépitants fins à la base. Pas de souffle, pas d'égophonie ni de bronchophonie. L'examen du cœur ne dénote rien de nouveau.

Par la palpation profonde de la région hépatique et surtout au niveau du creux épigastrique, on perçoit nettement le foie sous forme d'une masse lisse, rénitente, sans bosselures, donnant une sensation de dureté ; il dépasse les fausses côtes et arrive à gauche de la ligne médiane, à trois travers de doigt de l'appendice xyphoïde. La palpation et la percussion ne déterminent aucune douleur. Il n'y a pas non plus de douleurs spontanées; un peu de météorisme à la partie supérieure. Le ventre n'est pas sensiblement augmenté de volume ; l'ascite persiste au même degré.

La rate est volumineuse, facile à délimiter par son bord antérieur, qui est mousse, arrondi et dur. Pas de douleur à la palpation ni à la percussion.

L'état général reste le même. — Urines toujours albumineuses, sans sucre ni pigments biliaires. La diarrhée a reparu.

25 mars. — L'examen microscopique du sang montre qu'il n'y a pas d'augmentation notable dans la proportion des globules blancs, qu'on aperçoit au nombre de quatre ou cinq, au maximum, dans le champ du microscope. Les globules rouges, jaune-pâle, sont un peu déformés et ne s'entassent plus en piles. Le sang lui-même, à la sortie des vaisseaux, est jaunâtre, peu dense, diffluent.

Le malade ne mange plus du tout ; son affaiblissement est tel qu'il a peine à se remuer dans son lit ; il répond à peine aux questions et son intelligence est très amoindrie. Soif vive, langue sèche ; teinte générale terreuse. Un peu d'œdème des membres inférieurs ; les matières fécales, très liquides, sont blanchâtres.

Le bras et l'avant-bras gauche présentent environ une dizaine de taches de purpura hémorrhagique, dont la plus grosse a les dimensions d'une pièce de 50 centimes ; sur le dos de la main gauche, tache analogue, de date plus ancienne.

Les jours suivants, rien de particulier à noter chez le malade, dont l'état général va en s'aggravant et dont l'amaigrissement fait des progrès.

15 avril. — Les traits sont altérés, les yeux hagards ; torpeur continuelle et subdélire. Le malade ne répond plus aux questions. Depuis le 10 avril, vomissements muqueux, légèrement colorés en jaune, se répétant 5 à 6 fois par jour, sans mélange de sang. Pas de mélœna.

Pouls petit, filiforme, irrégulier. Urines rares. Diarrhée incoercible. Soif vive; adynamie profonde. Hypertrophie notable de la rate. L'examen microscopique du sang ne dénote pas une augmentation de globules blancs plus considérable que la première fois.

21 avril. — Dans la matinée, le malade s'éteint tranquillement, sans agonie, comme de faiblesse.

Autopsie. — Faite 24 heures après la mort.

Thorax. — La plèvre gauche renferme environ un litre et demi d'un liquide citrin, légèrement brunâtre, sans pus. Le poumon gauche est petit, réduit au volume de deux poings environ; il est ratatiné et refoulé à la partie supérieure et interne de la cage thoracique, contre la colonne vertébrale, complètement adhérent à la paroi costale; on est obligé, pour l'arracher, d'en laisser quelques débris à la plèvre pariétale. Son tissu est carnifié, ne crépite plus et un morceau quelconque jeté dans l'eau plonge immédiatement.

Le poumon droit est volumineux; emphysème généralisé avec un peu de congestion à la base. A la coupe, il s'écoule une grande quantité de liquide spumeux. Pas de liquide pleural à droite.

Cœur. — Poids: 560 gr., sans les oreillettes. Longueur : de la pointe à la naissance de l'aorte, 10 centimètres; largeur à la base : $13^{cm},5$; symphyse cardiaque complète; le péricarde, quoique adhérent dans toute son étendue, est peu épaissi. Surcharge graisseuse considérable; à la pointe, le tissu adipeux mesure 18 millimètres d'épaisseur.

Le myocarde est mou, flasque, couleur feuille morte, évidemment graisseux. Hypertrophie du ventricule gauche, (épaisseur de la paroi : 2 ^{cm},3). Pas de lésion valvulaire, à part quatre petites nodosités calcaires sur la face interne d'une des valvules sigmoïdes de l'aorte. Plaques d'athérome à divers degrés, le long de la crosse de l'aorte. Épaisseur des parois ventriculaires droites : 5 millimètres. Dilatation du ventricule, qui mesure 5 ^{cm},5 depuis la cloison. Pas de lésion valvulaire du cœur droit.

Abdomen. — A l'ouverture de l'abdomen, on constate que la cavité péritonéale renferme une certaine quantité de liquide séreux ; quelques adhérences péritonéales rares. L'épiploon gastro-hépatique et le mésentère sont doublés d'une couche graisseuse épaisse. Le diaphragme est notablement refoulé en haut vers la cage thoracique, tant par les gaz qui distendent les intestins, que par le foie qui déborde les fausses côtes de 3 1/2 travers de doigt et recouvre l'estomac en dépassant la ligne médiane de 5 centimètres environ.

L'estomac, non dilaté, ne présente ni érosions, ni ulcérations sur la muqueuse. Pas de lésions des plaques de Peyer ni des ganglions mésentériques.

Foie. — Volumineux ; poids, 2,470 grammes. Dans le sens transversal, il mesure 33 centimètres. Hauteur maxima au niveau du bord droit : 22 centimètres ; lobe gauche développé proportionnellement. Pas de périhépatite. La surface est absolument lisse, sans bosselures ni granulations, de coloration jaune pâle uniforme. La capsule de Glisson a son épaisseur et son adhérence ordinaires. La forme générale de l'organe est restée normale ; peut-être un peu d'épaississement du bord antérieur qui est arrondi. Rien de particulier à noter à la face inférieure du foie, si ce n'est le tissu graisseux qu'on trouve au niveau du hile. Les canaux biliaires sont libres dans toute leur étendue. La vésicule biliaire, de dimension moyenne et sans modifications appréciables, ne contient pas de calculs et renferme une certaine quantité de bile jaunâtre, assez pâle, peu épaisse et filante.

Le tissu du foie présente, en tous les points où l'on fait une coupe, le même aspect. La coupe est lisse, de teinte jaune chamois; le tissu, qui, à première vue, paraît mou, présente, au contraire, une certaine résistance et se laisse difficilement déchirer ou pénétrer par le doigt. La surface des coupes laisse suinter peu de sang. Les conduits biliaires intrahépatiques ne paraissent ni dilatés, ni altérés à l'œil nu, non plus que les gros vaisseaux sanguins. Le tissu hépatique présente un aspect granité, formé de petits îlots jaunâtres plus ou moins réguliers, sillonnés par des tractus blanchâtres. On dirait, macroscopiquement, que les cellules hépatiques ont subi un certain degré de dégénérescence graisseuse.

Rate. — Très hypertrophiée (poids: 560 gr.); hauteur, 16 centimètres; largeur, 12 centimètres; épaisseur, 5 centimètres. Pas de périsplénite. La capsule est épaissie. Le tissu de consistance dure résiste à la pression ; la coloration est d'un rouge vif uniforme.

Reins. — Égaux à peu près en volume. Hauteur, 11 cm,5; largeur, depuis le hile jusqu'au bord opposé, 6 centimètres. Tissu graisseux considérable périrénal, surtout au niveau du hile. Capsule épaissie, assez difficile à décortiquer. La surface des reins légèrement granuleuse, présente une coloration jaune-pâle très accentuée avec un piqueté rouge. A la partie supérieure du rein droit, on voit un kyste urinaire du volume d'une petite noisette. La substance corticale est diminuée d'épaisseur, pâle et graisseuse. Substance médullaire normale.

Crâne. — A part un degré d'athérome assez prononcé des

artères de la base, le cerveau ne présente aucune lésion digne d'être mentionnée, ni à la surface des circonvolutions, ni dans l'intérieur.

EXAMEN HISTOLOGIQUE DU FOIE

Pour faire cette étude, après une immersion préalable de petits fragments de l'organe dans le liquide de Müller, pendant un temps suffisant pour fixer les éléments, et un durcissement ultérieur suivant la méthode ordinaire, simplement à l'aide de l'alcool à 90°, ou de la solution sirupeuse de gomme, puis de l'alcool, nous avons fait des coupes régulières, colorées au picrocarmin ou au carmin alunique et montées dans la glycérine.

Nous allons essayer d'abord de donner une idée de la topographie générale des lésions observées à l'aide d'un faible grossissement (oculaire 1 et objectif 2 de Vérick, *fig. I*).

Si on examine comparativement plusieurs acini voisins, on est frappé des modifications qu'ils ont subies dans leur agencement réciproque : de forme irrégulière et de dimensions variables, ils sont constamment séparés les uns des autres par une zone spéciale dont la coloration en rose vif tranche nettement sur celle des îlots parenchymateux qui, plus impressionnables à la matière colorante, sont colorés en rouge sombre. Cette zone relativement très développée et qui, par places, dépasse le diamètre des lobules qu'elle sépare, est formée d'un tissu conjonctif fibrillaire noyé dans une masse d'éléments embryonnaires *(fig. I, a)*, qui se présentent sous forme de petits points roses, donnant à la préparation un aspect granité particulier. Ils n'offrent dans leur arrangement aucune régularité ; ils infiltrent les espaces portes grands ou petits, aussi bien les fissures que les grands espaces de Kiernan, en formant autour des vaisseaux périlobulaires des amas plus ou moins diffus qui se continuent parfois le long de leur trajet, ou se terminent brusquement au niveau de la portion parenchymateuse.

Les trabécules hépatiques *(g)* ont conservé, en partie du moins, leur direction générale convergente vers la veine centrale ; mais on retrouve entre eux les mêmes proliférations nucléaires qu'à la périphérie. Tantôt, depuis le pourtour du lobule jusqu'au centre, les éléments forment une traînée à peu près continue interposée entre deux rangées de cellules, tantôt, et c'est le cas le plus fréquent, le travail irritatif intra-lobulaire étant en quelque sorte à son maximum, ils sont réunis en îlots irréguliers deux ou trois fois plus épais qu'une cellule et formés de plaques disséminées, dissociant ainsi toute une zone parenchymateuse en bandes plus ou moins larges. On peut suivre la néoformation jusqu'à la veine centrale *(f)*, qui est également intéressée par le processus et entourée, sur certaines coupes, d'un anneau presque complet de tissu conjonctif facile à voir par la coloration rose qu'il a prise sous l'influence du picrocarmin.

Il est difficile de préciser le point où la multiplication est le plus active. Il paraît, à ce grossissement, exister une infiltration diffuse des éléments entre les cellules hépatiques et dans tous les points où l'on trouve à l'état normal le tissu conjonctif en certaine abondance, c'est-à-dire la capsule de Glisson et l'enveloppe des vaisseaux sus-hépatiques. Quant à la structure intime du nouveau tissu que, jusqu'à présent, nous n'avons vu représenté que par un piqueté rose, distinct des cellules hépatiques par sa coloration et par sa finesse, nous aurons à l'étudier à un plus fort grossissement et à examiner s'il se présente dans toutes les parties du lobule avec les mêmes caractères.

Sur certaines coupes transversales de gros canaux portes et de veines sus-hépatiques, on voit le calibre du vaisseau obstrué, dans une étendue variable, par une masse granuleuse dont la coloration et l'aspect démontrent l'origine embryonnaire ; mais, nulle part, il n'y a effacement complet de la lumière du canal par cette sorte de végétation, qu'on dirait émaner de la paroi.

En résumé, il s'agit là d'une infiltration diffuse des éléments du tissu conjonctif, ayant envahi les espaces périlobulaires aussi bien que les acini et circonscrivant tous les éléments anatomiques du lobule, que nous permet de distinguer le faible grossissement.

Nous allons maintenant étudier les lésions en détail à l'aide d'un grossissement plus fort (oculaire 1, objectif 6 de Vérick) et, pour cela, nous passerons successivement en revue les espaces portes, avec leurs vaisseaux sanguins et biliaires, le parenchyme lobulaire proprement dit, et la veine sus-hépatique.

1° **Espaces et canaux portes** (*fig.* 2). — Nous retrouvons dans les espaces portes, élargis et comme dissociés, l'hyperplasie diffuse des éléments conjonctifs que nous avons déjà décrits. On les voit nettement accolés les uns aux autres, sous forme de petites cellules rondes embryonnaires (*a*), colorées en rose-vif, avec un ou deux noyaux, de volume sensiblement égal. Ces cellules embryonnaires sont distribuées le long des vaisseaux dans les espaces portes ou dans les fissures, c'est-à-dire dans les espaces interlobulaires proprement dits, en longues traînées qui se fondent peu à peu dans le parenchyme ambiant ou émettent des prolongements qui vont se perdre dans les lobules voisins.

Le tissu conjonctif périportal épaissi se présente avec les caractères du tissu fibrillaire et est parsemé de noyaux embryonnaires. Les divisions de la veine porte sont enclavées, en quelque sorte, à la manière de sinus dans la gangue périlobulaire. Sur un grand nombre de coupes, elles offrent l'aspect ordinaire. Toutefois, il arrive souvent que leur diamètre dépasse plus ou moins le diamètre habituel pour les vaisseaux correspondants. Nulle part, on n'observe d'étranglement des canalicules de la veine, par le tissu conjonctif voisin. Sur les coupes où l'infiltration est très abondante, les jeunes cellules paraissent s'être multipliées, principalement autour des parois des vaisseaux, qui leur constituent comme des centres de formation. Parfois, la paroi est infiltrée de cellules embryonnaires, qui s'avancent dans la lumière du canal et sont parsemées de globules rouges, reconnaissables à leur coloration jaunâtre ; il faut noter, cependant, que le nombre de ces globules sanguins est toujours relativement peu considérable et que, le plus habituellement, les veines sont vides de sang.

Les artères hépatiques (*c*) ne paraissent pas plus développées qu'à l'état normal et ne tracent que de rares sillons à travers la trame hyperplasiée.

Quant aux canalicules biliaires (*d*, *e*), on les distingue facilement dans les espaces, tantôt sous la forme d'un petit canal cylindrique (*d*), tapissé d'une double rangée de cellules cubiques ou arrondies, laissant au centre une lumière plus ou moins apparente ; tantôt sous la forme d'un cylindre plein. Ailleurs, sur des coupes longitudinales (*e*), ils sont constitués par une ou deux traînées de cellules cubiques, formant comme un chapelet qui se continue directement avec les travées hépatiques du voisinage ; selon les cas, ces traînées sont séparées par une fente à peine visible, en faisant varier l'objectif, fente linéaire claire, renfermant de petits grains pigmentés, ou bien elles sont directement accolées.

En somme, pas de dilatation appréciable des canalicules périlobulaires, non plus que d'augmentation dans leur nombre ; en effet, bien que relativement faciles à distinguer, on ne les trouve pas dans tous les espaces et jamais on n'en aperçoit plus de deux ou trois dans le champ d'une préparation. Comme les vaisseaux portes qu'ils accompagnent ou auprès desquels ils sont généralement situés, quelques-uns sont entourés par des amas cellulaires, qui ne paraissent pas affecter de disposition particulière.

2° **Parenchyme lobulaire.** — La lésion prédominante consiste dans l'envahissement de l'acinus par le tissu embryonnaire. Les espaces qui, normalement, séparent les cellules glandulaires, sont bourrés de petits éléments analogues à ceux de la périphérie. Disposés en amas le long des travées, ils les écartent et les dissocient îlots par îlots, quelquefois même cellules par cellules, modifiant ainsi souvent leur direction radiée et concentrique.

Les cellules hépatiques, qu'on distingue mieux sur des coupes traitées par le carmin alunique ou boracique qui colore seulement les noyaux sans modifier le protoplasma, ont leur forme et leurs dimensions normales et ne paraissent nullement atrophiées par la pression excentrique intertrabéculaire. Le noyau est peu apparent ; le protoplasma, finement pigmenté, est coloré en jaune clair par de petites granulations brillantes, transparentes, probablement d'origine biliaire. Nous avons, à l'aide de divers réactifs (acide osmique et teinture d'orcanette pour la graisse, solution iodée faible, puis acide sulfurique ou violet de méthylaniline pour la substance amyloïde), recherché les infiltrations graisseuses ou amyloïdes que pouvaient avoir subies les cellules. Nulle part, nous n'avons trouvé trace de ces altérations.

Sur les préparations faites par la méthode ordinaire on ne voit pas de squelette vasculaire bien marqué dans l'intérieur du lobule et à peine distingue-t-on quelques rares tractus fibrillaires. Sur des coupes traitées par le pinceau (*fig. 3*) et débarrassées ainsi autant que possible des cellules libres et des cellules hépatiques, on voit un épaississement assez notable du squelette conjonctif du lobule. Ce dernier forme une sorte de tissu réticulé, composé de fibrilles semi-transparentes, homogènes, anastomosées en faisceaux plus ou moins épais, dont les mailles répondent aux capillaires et dont les parois conjonctives supportent les cellules hépatiques. Çà et là, les mailles renferment encore quelques petites cellules embryonnaires (*b*) que n'a pas chassées le pinceau.

Quant aux capillaires sanguins intra-lobulaires, rarement dilatés, ils sont perdus au milieu des éléments normaux qui semblent leur constituer une paroi et sont représentés par des traînées de globules rouges contenus dans les espaces canaliculés.

Il est rare d'apercevoir dans la charpente conjonctive des acini des canaux biliaires semblables à ceux des portions périlobulaires.

3º **Voines sus-hépatiques** (*fig. 1*). — On retrouve ici, mais à un degré moindre, les altérations que présentent les veines portes.

Sur des coupes transversales, les vaisseaux sont représentés par un liseré plus ou moins régulier et ondulé de fibrilles concentriques et sont entourés comme d'un manchon par des cellules embryonnaires (*a*), qui se confondent avec celles du tissu environnant et dont le nombre est relativement moins considérable qu'autour des canaux portes. Souvent la paroi elle-même est infiltrée des mêmes éléments (*a*), qui, sur certains points, pénètrent dans la veine, de la paroi interne de laquelle ils semblent provenir, et déterminent ainsi une oblitération toujours partielle de la lumière vasculaire, sans que nulle part on puisse observer une obstruction complète. On les voit se continuer dans les rameaux secondaires issus du tronc principal et se perdre entre les travées hépatiques.

En somme, il résulte de l'examen anatomique que la lésion prédominante consiste dans l'infiltration générale de toutes les parties constituantes du foie par un tissu embryonnaire de nouvelle formation et que les modifications histologiques peuvent se résumer en quelques mots : hépatite interstitielle extra et intralobulaire avec épaississement du tissu conjonctif périportal et péri-sus-hépatique, endophlébite légère et périphlébite des veines centrales des lobules ; pas de lésions appréciables des canalicules biliaires, non plus que des cellules hépatiques.

ANATOMIE PATHOLOGIQUE

Nous allons maintenant rapprocher les diverses lésions que nous avons constatées tant à l'œil nu qu'à l'aide du microscope et essayer, par leur étude comparée, de rattacher à une forme anatomique le complexus morbide que nous avons décrit.

Le premier caractère important que nous révèle l'examen direct du foie, c'est l'hypertrophie considérable de l'organe qui pèse 2.470 gr. (1.400 à 1.500 gr. à l'état normal) et dont les dimensions sont accrues proportionnellement dans tous les sens. Nous aurons plus tard l'explication de cette hypermégalie et nous verrons si elle est due à une augmentation dans le nombre ou dans le volume des éléments anatomiques essentiels de la glande, c'est-à-dire des cellules hépatiques, ou bien si c'est l'élément accessoire, quoique aussi partie constituante de l'organe, c'est-à-dire le tissu cellulaire qui a pris un développement anormal.

La surface est partout lisse, sans bosselures ni irrégularités, sans périhépatite : les bords, quoique un peu épaissis, restent tranchants. Le tissu, de teinte uniforme jaune fauve, chamois, rappelant un peu la couleur du foie graisseux, est induré, résiste à la pression du doigt et à la traction. Sur des coupes fraîches, il est sillonné par des trabécules fibroïdes blanchâtres enserrant de petites masses plus jaunes, faisant à peine saillie et indiquant que le tissu conjonctif n'a pas eu le temps de se rétracter.

Les gros canaux hépatiques paraissent normaux, nullement congestionnés ; la coloration générale, pâle, indiquerait plutôt un peu d'anémie. Les gros conduits biliaires ne sont pas modifiés ; pas d'inflammation catarrhale du canal cholédoque, pas de lithiase biliaire.

En somme : hypertrophie et sclérose généralisée, tels sont déjà les deux caractères essentiels que dénote ce premier examen macroscopique. Mais c'est l'analyse histologique qui va être pour nous de la plus haute importance en nous montrant le processus dans sa nature, sa forme, son étendue et son degré. Sans refaire ici toute l'étude anatomique du foie, qui a été décrite, passons rapidement en revue les modications principales.

Nous avons vu que la lésion prédominante est une prolifération considérable de tissu conjonctif; la multiplication des éléments embryonnaires forme des foyers et des infiltrations disséminés dans tout le lobule. A la périphérie, ils sont disposés en amas irréguliers au milieu de fibrilles conjonctives qui s'entrecroisent assez irrégulièrement dans tous les sens. Toutefois en certains points, ils sont massés autour des vaisseaux portes en quantité plus considérable et leur forment une sorte de gaîne qui dépasse la largeur du vaisseau lui-même.

Des espaces périlobulaires, le tissu embryonnaire pénètre dans l'acinus où il se présente avec les mêmes caractères de diffusion et d'irrégularité ; écartant les travées cellulaires, les dissociant plus ou moins, pour arriver jusqu'à la veine sus-hépatique.

Quant aux cellules hépatiques, que deviennent-elles au milieu de l'hyperplasie intralobulaire ? A l'état normal, de forme polyédrique, elles ont un noyau arrondi, pourvu d'un nucléole, souvent même deux noyaux ; leur contenu granuleux, semi-liquide, jaunâtre, renferme des granulations pigmentaires biliaires, protéiques et glycogéniques. D'après les rapports intimes qu'elles affectent avec les nouveaux éléments qui infiltrent l'acinus, l'on pouvait s'attendre à les trouver plus ou moins altérées, soit atrophiées par compression, soit en voie de dégénérescence amyloïde ou graisseuse : partout cependant elles ont conservé à peu près leur volume et leur configuration ordinaires ; les granulations n'y sont pas sensiblement plus nombreuses et le noyau est apparent. D'ailleurs l'absence de toute altération cellulaire est suffisamment expliquée par la rapidité d'évolution du processus et l'organisation relativement peu avancée des éléments embryonnaires qui n'ont pas eu le temps de passer par les phases successives que doit traverser le tissu conjonctif pour devenir fibreux et rétractile. Le tissu nouveau, formé de cellules molles et sans consistance, n'a pu, en comprimant les éléments anatomiques, déterminer l'atrophie comme un tissu cirrhotique dense.

A la périphlébite des veines sus-hépatiques se joint, sur certains points, un léger degré d'endophlébite, qui jamais ne devient phlébite oblitérante.

Enfin, pour terminer, notons un caractère négatif qui n'est pas sans importance : l'absence de lésions des canalicules biliaires.

De tout cet exposé morbide, il ressort suffisamment que nous avons affaire à un cas d'hépatite interstitielle diffuse, à une de ces inflammations qu'on désigne encore sous le nom de cirrhose, qui s'attachent originairement à la gangue conjonctive et dans lesquelles les lésions du parenchyme ne sont que secondaires et consécutives. En effet, ce qui les caractérise anatomiquement, c'est, dit M. Charcot (1) : 1° La production exagérée du tissu conjonctif ou lamineux, s'opérant au sein même de la trame conjonctive, propre à la région, au tissu de l'organe ;

2° Cette production s'effectue, en quelque sorte, d'emblée, sans être accompagnée ou précédée d'une hyperhémie très

(1) *Leçons sur les maladies du foie*, 1877.

accentuée. L'exsudation interstitielle ne paraît pas jouer, dans ces conditions, un rôle important ;

3° Le processus qui préside ici à la formation du tissu conjonctif rappelle, dans ses caractères essentiels, celui qui, dans les inflammations aiguës, aboutit à la formation des cicatrices.

a) Ainsi, dans les premières phases de son évolution, la trame conjonctive naturelle semble infiltrée d'éléments embryonnaires qui, par leurs propriétés morphologiques, ne peuvent pas être séparés des leucocytes et sont probablement d'ailleurs, en partie au moins, des leucocytes. Il y a là quelque chose d'analogue au tissu de granulation des plaies.

b) L'évolution ultérieure est celle du tissu conjonctif en voie de formation. Il se produit, en effet, au sein des parties affectées : 1° des cellules d'apparence fusiforme qui deviennent des cellules plates ; 2° des faisceaux de fibrilles plus ou moins denses. Consécutivement, les cloisons conjonctives, même celles qui, à l'état normal, sont délicates, se trouvent transformées en une cloison fibroïde épaisse et qui tend sans cesse à s'épaissir ; 3° le tissu conjonctif de formation nouvelle jouit souvent de la propriété de rétraction. En tout cas, il se substitue nécessairement aux éléments spécifiques de la région. Ausssi en résulte-t-il que ceux-ci, à savoir les éléments nerveux et musculaires, les cellules glandulaires, etc., sont étouffés, aplatis et semblent en train de disparaître.

En définitive, de quelque organe qu'il s'agisse, nerf, muscle, glande, etc., cet organe peut, au dernier terme du processus, être littéralement converti en une masse fibroïde privée nécessairement de ses fonctions naturelles.

Telles sont bien là les lésions générales que présente notre foie. Mais, ce qui le différencie, c'est que le processus, au lieu d'avoir suivi sa marche progressive, est en quelque sorte resté stationnaire, ou du moins n'a pu, dans un laps de temps trop limité, parcourir tous les termes de son complet développement et s'est arrêté aux premiers d'entre eux. En effet, la description histologique nous a montré l'évolution conjonctive représentée surtout à sa première phase, c'est-à-dire par des éléments embryonnaires.

Ces données admises, il nous est permis de chercher à séparer notre lésion des diverses altérations du foie. Nous avons vu dans l'historique que l'hépatite interstitielle, ou, pour employer un terme plus général, la cirrhose, longtemps considérée avec Laënnec, comme unité morbide, avait subi peu à peu, avec Requin d'abord (1849), puis Olivier (1871), et Hanot (1875), une révolution complète, et aujourd'hui l'on admet le plus ordinairement, en France du moins, qu'elle comporte plusieurs individualités.

Le premier caractère, qui est à la fois du ressort de l'anatomie et de la clinique, lié aux variations de volume de l'organe, a servi d'abord à distinguer deux formes : la forme atrophique (ancienne cirrhose vulgaire de Laënnec) et la forme hypertrophique. L'histologie vint justifier bientôt cette distinction en assignant à chaque forme un caractère anatomique différent (cirrhose atrophique, exclusivement annulaire, interlobulaire et multilobulaire ; cirrhose hypertrophique, intralobulaire, insulaire et monolobulaire).

L'augmentation considérable de volume, que nous avons notée dans notre cas, nous permet de suite de le ranger dans la forme hypertrophique ; nous avons donc affaire ici à une hépatite interstitielle hyperplastique. Mais le groupe des cirrhoses hypertrophiques comprend lui-même des subdivisions, selon les lésions anatomiques qu'elles présentent ; il nous faut donc les passer en revue, pour établir un diagnostic différentiel.

Hanot décrit une cirrhose hypertrophique caractérisée par une hépatite interstitielle, intra et extralobulaire, dans laquelle l'hyperplasie cellulaire, partie d'un point des espaces où elle débute, s'agrandit progressivement, envoie en tous sens des prolongements qui vont se rejoindre à des prolongements voisins, partis d'autres foyers d'hyperplasie. La néoformation conjonctive pénètre dans le parenchyme hépatique en y formant des îlots plus ou moins volumineux, des traînées serpigineuses qui séparent les cellules hépatiques et arrivent jusqu'à la veine centrale. Il n'y a pas de tendance à la rétraction du tissu nouveau. Mais le caractère essentiel, pathognomonique, consisterait dans le développement anormal et le catarrhe chronique des canalicules biliaires. Pour Charcot et Ranvier, ces gros canaux biliaires seraient des bourgeonnements des canaux biliaires extra-lobulaires, produits sous l'influence de l'inflammation chronique due à la cirrhose. Pour Cornil, les canaux biliaires extra et intralobulaires seraient simplement des canaux biliaires préexistants, modifiés et rendus plus visibles par l'atrophie des parties environnantes.

De plus, la cirrhose intralobulaire, toujours consécutive à la cirrhose périlobulaire (cirrhose insulaire), va de la périphérie au centre et, comme le disent Charcot et Gombault (1), à la limite du tissu scléreux et hépatique, il existe habituellement une zone spéciale, au niveau de laquelle la néoformation est en pleine activité ; le tissu est embryonnaire et pénètre dans les cellules dissociées.

L'observation que nous étudions, tout en offrant quelques points d'analogie avec cette forme, entre autres la distribution intra et extralobulaire de la cirrhose, ne saurait évidemment lui appartenir. En effet, le caractère essentiel fait ici

(1) CHARCOT et GOMBAULT, *Étude sur les cirrhoses*, Arch. de Physiol., 1876.

défaut : pas de lésions biliaires, pas de néoformation des canalicules ; en somme, pas d'angiocholite ; donc pas de cirrhose hypertrophique biliaire.

Il nous suffira de mentionner la cirrhose par obstruction des voies biliaires, analogue à la cirrhose biliaire expérimentale de Charcot, et qui offre les mêmes lésions que la cirrhose biliaire pure de Hanot. Aux raisons que nous venons d'énoncer s'ajoute encore l'absence absolue de lithiase.

La cirrhose syphilitique peut se présenter avec un foie gros ; mais l'augmentation de volume atteint rarement un degré extrême. De plus, il y a bien, au point de vue histologique, quelque chose d'analogue à ce que nous observons chez notre malade ; en effet, la cirrhose syphilitique pénètre aussi dans le lobule et encadre la cellule hépatique. MM. Cornil et Ranvier font même de la sclérose intralobulaire un caractère particulier à l'hépatite interstitielle syphilitique : « Dans l'hépatite interstitielle syphilitique, la prolifération des cellules du tissu conjonctif s'effectue non seulement entre les îlots, mais aussi dans leur intérieur, le long des capillaires et jusqu'au pourtour de la veine centrale. Il en résulte que les trabécules de cellules hépatiques sont entourés partout par des cellules de nouvelle formation, disposées en séries. » *(Manuel d'Hist. pat.)*

Mais, outre que l'absence de tout autre accident spécifique, à l'âge du malade, ne permet pas de songer à la syphilis, il y a de plus cette généralisation de la lésion qui exclut cette opinion : on sait que la syphilis fragmente le tissu hépatique plutôt qu'elle ne l'infiltre. Elle le sillonne de tractus scléreux épais, plus organisés que ceux de la cirrhose non spécifique, qui le circonscrivent en petites portions irrégulières, justifiant ainsi le nom de sclérose rubanée, que lui a donné M. Hayem.

Est-il besoin de parler d'un diagnostic avec la cirrhose

paludéenne de Lancereaux, étudiée plus récemment par MM. Kiener et Kelsch, dans le cours des fièvres intermittentes? L'infiltration pigmentaire des lobules, surtout à la périphérie, la présence de lésions biliaires très prononcées, suffisent à nous éloigner de cette forme.

Il en est de même pour la variété énoncée par Hanot et Chauffard, la cirrhose hypertrophique diabétique, basée sur une cause étiologique fort hypothétique et dans laquelle les travées fibreuses prendraient naissance autour des veines portes et des veines sus-hépatiques.

Le foie cardiaque, c'est-à-dire cet état particulier déterminé par de la congestion passive et de la stase veineuse consécutives aux affections du cœur, présente parfois un notable degré de cirrhose portant surtout sur le tissu périphérique aux veines sus-hépatiques et sur les capillaires voisins. Mais la coloration spéciale, noix de muscade, due à la dilatation des capillaires sanguins, l'hyperhémie centrale de l'organe suffisent à distinguer cet état de notre foie qui est plutôt anémié.

Mentionnons le foie gras des cachexies et des dyscrasies qui, à côté de la dégénérescence graisseuse, nulle dans notre cas, présente souvent une hyperplasie du tissu conjonctif normal; d'ailleurs, sur tous les autres points, la dissemblance est aussi complète que possible. De même, l'absence de dégénérescence amyloïde ne permet pas de songer à cette altération.

Sabourin et Hutinel ont décrit récemment une variété nouvelle, la cirrhose hypertrophique graisseuse, à laquelle pouvaient faire songer un instant certains caractères, tels que l'hypermégalie, la coloration jaune d'ocre de la coupe, la pâleur générale du tissu, avant que l'examen histologique eût démontré l'absence de la lésion fondamentale, c'est-à-dire de la dégénérescence graisseuse des cellules hépatiques coïncidant avec la néoformation de canalicules biliaires. L'hypothèse ne saurait donc plus être émise, malgré l'envahissement intralobulaire par le nouveau tissu, qu'on rencontre également de part et d'autre, à côté de la phlébite sus-hépatique.

Il nous reste à examiner maintenant si notre observation ne pourrait être confondue avec la période hypertrophique que l'on rencontre, on le sait, au début de la cirrhose atrophique. Il nous a paru intéressant de donner, à titre de comparaison, l'observation suivante de cirrhose atrophique au début.

OBSERVATION.

KELSCH ET WANNEBROUCQ. — *Archives de physiologie*, 1881.

Hémiplégie ancienne. — Cirrhose alcoolique au début.
Mort par variole hémorrhagique.

Il s'agit d'un homme de 56 ans, buveur de profession, hémiplégique depuis plusieurs mois, qui fut emporté au début d'une cirrhose alcoolique par une variole grave. (Service de M. le professeur Hallez.)

Autopsie 24 heures après la mort. — Nous omettrons tous les détails qui sont étrangers à l'objet de cette étude.

La surcharge adipeuse énorme du cœur, de l'épiploon, témoigne de l'intoxication alcoolique chronique.

La cavité péritonéale ne contient pas de liquide.

Le foie est hypertrophié; il est lourd et pèse 1,980 grammes. Toute sa surface est couverte de très fines granulations jaunes, séparées par des sillons d'une teinte rose-lilas. Le parenchyme est dur; sur la coupe se montrent des granulations jaunes de toutes grandeurs, séparées par des tractus linéaires roses à peine apparents. La vésicule biliaire est distendue par de la bile huileuse vert-bouteille. Les voies d'excrétion sont libres.

La rate pèse 195 grammes. Le parenchyme est ferme, rouge-brun sombre, sans apparence morbide.

Analyse histologique. — A l'œil nu, et surtout à un faible grossissement, les espaces interlobulaires apparaissent notablement agrandis, figurés par des plaques fibro-cellulaires polygonales des angles desquelles partent des bandes de même texture qui s'insinuent dans les fissures contiguës et vont s'anastomoser avec des bandes analogues parties des espaces voisins. Il en résulte un système de plaques et d'anneaux, ou mieux de capsules fibroïdes plus ou moins complètes qui divisent le parenchyme en autant d'îlots distincts qu'elles investissent totalement ou en partie ; fréquemment, en effet, ces îlots sont encore reliés ensemble par des bandes, des isthmes étroits de substance glandulaire. C'est l'aspect typique d'une cirrhose annulaire, mais d'une cirrhose au début, n'ayant pas encore réalisé le morcellement complet de la substance glandulaire. Rarement l'investissement procède par lobules simples ; le plus souvent les bandes fibreuses enserrent un certain nombre d'acini, 3-10 comptés sur l'étendue d'une coupe ; de la face profonde de ces anneaux partent des arêtes grêles qui s'enfoncent entre les acini et ébauchent une subdivision de l'îlot principal en îlots secondaires. Sur les plaques fibro-cellulaires d'une certaine étendue, on rencontre souvent de toutes petites masses glandulaires séparées de l'îlot principal par la néoplasie et comme perdues au milieu d'elles. Çà et là aussi, les îlots parenchymateux nous présentent dans leur épaisseur de petits foyers de cellules embryonnaires formés sur place aux dépens des travées glandulaires, ou représentant simplement les coupes transversales d'arêtes fibro-cellulaires provenant de quelque espace porte situé sur un plan différent de la coupe. Les bandes de tissu morbide qui cloisonnent cette dernière se terminent, en général, nettement au niveau du parenchyme, dessinant dans leur ensemble des anneaux assez réguliers. Pourtant, en y regardant de plus près, on constate que chaque îlot présente toujours à sa périphérie un ou plusieurs segments par où la néoplasie envahit les lobules eux-mêmes ; elle les échancre d'une façon très irrégulière, s'y enfonce sous forme d'un coin dont le sommet pénètre parfois jusqu'à la veine centrale, et les détruit, en définitive, pas à pas par un procédé tout autre que celui de la compression ; il s'agit, en effet, du développement d'un tissu conjonctif jeune aux dépens et à la place du tissu glandulaire. En ajoutant à l'îlot entamé la zone fibro-cellulaire qui s'engrène avec lui, on lui restitue la forme et la configuration normales. Cette zone contient généralement de nombreux petits tronçons de colonnettes cellulaires pleines ou canalisées, vivement colorées en rouge. Dans les portions les moins malades, il est aisé de reconnaître que le processus débute par les espaces interlobulaires de moyenne et petite dimension ; on y distingue, en général, deux zones : une centrale périvasculaire, répondant à la capsule de Glisson, de structure essentiellement fibreuse, pauvre en éléments cellulaires, d'une teinte jaune-rose pâle ; et une zone marginale, de formation pathologique très sensible au picro-carmin, constituée par une substance conjonctive vaguement fibroïde et de petits éléments ronds vivement colorés en rouge ; on y voit, en outre, quelques vaisseaux sanguins nouveaux, sans parois propres, de petits canalicules biliaires dilatés ou des tronçons de colonnettes cellulaires ramifiées ; ce tissu n'est autre chose que la zone fibro-cellulaire dont il a été question plus haut, et dont l'origine paraît si intimement liée à la transformation morbide du parenchyme. Les prolongements qui s'insinuent dans les fissures présentent à peu près la même structure.

Si nous envisageons maintenant des espaces notablement agrandis par le processus, nous y trouvons l'exagération de tous les désordes morbides signalés plus haut : l'infiltration des jeunes cellules est plus compacte, surtout en dehors de la sphère de la capsule de Glisson proprement dite, dans la zone végétante ; celle-ci est irriguée par un nombre considérable de petits vaisseaux nouveaux qui lui donnent parfois l'aspect d'un tissu caverneux ; des canalicules biliaires dilatés y apparaissent, et enfin des colonnettes cellulaires pleines ou canalisées se montrent aussi en plus ou moins grand nombre, en continuité souvent très nette avec les trabécules voisins. Çà et là ces espaces agrandis contiennent de petites masses glandulaires formées par un nombre plus ou moins considérable de trabécules, qui sont disséqués par la néoplasie, et eux-mêmes en voie de transformation embryonnaire, si bien que parfois ces îlots ne sont plus représentés que par un amas de petits éléments très serrés, au milieu desquels se déploient quelques cylindres pleins ou canalisés de cellules embryonnaires. Presque toujours ces colonnettes présentent encore, sur tel ou tel point de leur parcours, l'apparence des travées glandulaires.

Les désordres morbides que nous venons de décrire évoluent surtout dans les espaces de moyenne et petite dimension, les espaces prélobulaires. Toutefois, les gros espaces, les canaux portes, sont également lésés, à un degré moindre, il est vrai : sur leur zone marginale, on constate presque toujours des amas ou mieux des traînées superposées de jeunes cellules qui, tantôt sont disposées parallèlement à l'axe de l'espace, d'autres fois, affectant une direction oblique, s'insinuent entre les trabécules voisins ou se continuent directement avec eux. Il résulte de ce qui précède que partout où on étudie le développement de la néoplasie, on voit celle-ci naître sur les confins de l'espace, loin des veines qui paraissent intactes, et l'idée que la phlegmasie procède moins des parois vasculaires que du parenchyme limitrophe de l'espace s'impose à chaque pas.

Ce parenchyme est sensiblement modifié dans l'agencement de ses parties constitutives. La division lobulaire ne se retrouve qu'avec peine. La veine centrale est déplacée ou peu apparente ; les trabécules ont perdu leur disposition radiée : sur de nombreux points de la coupe, ils sont épaissis, condensés, ramassés sur eux-mêmes, à direction parallèle ou imbriquée, dessinant des ébauches de nodules parenchymateux qui compriment et refoulent excentriquement les travées placées à la périphérie. Au milieu de ces foyers d'hyperplasie glandulaire, les capillaires sont plus ou moins effacés, tandis qu'en dehors d'eux ils sont souvent injectés sur une étendue plus ou moins considérable et revêtus d'un endothélium gonflé ou en voie de prolifération. Déjà plus haut, nous avons remarqué qu'il n'est pas un seul de ces îlots qui ne soit, sur tel ou tel point de sa circonférence, envahi par la cirrhose, pénétré plus ou moins profondément par elle, le parenchyme subissant, sous l'influence de la phlegmasie, la transformation embryonnaire d'après le procédé qui nous est bien connu. Il est même de ces îlots qui subissent régulièrement cette transformation de la périphérie au centre, sur toute leur étendue, de telle sorte que la partie centrale, parenchymateuse, compte encore un nombre plus ou moins considérable de trabécules épaissis, condensés, tandis que la périphérie n'est plus figurée que par une zone annulaire de tissu embryonnaire qui se fond peu à peu dans la partie centrale.

En résumé, on voit, par cet examen histologique détaillé, que les espaces portes agrandis sont envahis par un tissu de nouvelle formation, composé, comme dans notre observation, de petits éléments ronds, et d'une substance vaguement fibroïde formant des îlots qui envoient des prolongements dans les fissures contiguës et se relient ainsi les uns aux autres. Mais, ce qu'il importe de remarquer, c'est que le tissu morbide se termine, en général, assez nettement au niveau du parenchyme, ou bien, ce qui est rare, s'il pénètre dans l'acinus, c'est à la manière d'un coin à base périphérique, et toujours, il est en quantité bien plus considérable dans la zone périlobulaire.

Ce sont là les caractères qu'assigne Charcot à la cirrhose vulgaire ; la sclérose est, ici, annulaire et périlobulaire : annulaire, puisque l'hyperplasie conjonctive enserre les lobules à la façon d'un cercle presque continu ; périlobulaire, puisque, en général, la limite entre le parenchyme et la zone embryonnaire est nette. Sans doute, en certains points, celle-ci pénètre le lobule plus ou moins intimement; mais Rokitansky, Frerichs, Liebermeister, n'ont-ils pas, depuis longtemps déjà, signalé cette particularité de la cirrhose veineuse, même à sa première période ? Charcot et Gombault eux-mêmes reconnaissent que, dans certains cas, elle peut devenir intralobulaire.

Mais, de là à l'infiltration diffuse et intime du parenchyme, à sa pénétration et à sa disjonction complète par le tissu morbide, comme chez notre malade, il y a loin. Les lésions élémentaires, disent MM. Kelsch et Wannebroucq, sont, au fond, les mêmes de part et d'autre; la différence réside dans leur degré d'intensité, dans leur plus ou moins grande diffusion et dans leur mode de développement. Ici, la phlegmasie lente, torpide, quasi cicatricielle, s'épuise à la périphérie des lobules et étouffe le reste; là, entraînée dans des allures plus tumultueuses, elle pénètre le parenchyme de part en part, le bouleverse de fond en comble, le modifie, le transforme profondément dans sa texture » (1).

Ces considérations nous permettent de rejeter l'hypothèse d'une cirrhose atrophique à sa première période.

Nous avons montré, par cet exposé, ce qui distingue notre observation des altérations complexes du foie avec hypertrophie dans lesquelles le tissu conjonctif joue également un rôle; il s'agit, nous l'avons énoncé déjà, d'une hépatite interstitielle hyperplastique simple (proliférative de quelques auteurs), qu'on pourrait ranger, vu la rapidité relative de l'évolution parmi les formes subaiguës.

Elle est surtout caractérisée par la diffusion des lésions du tissu interstitiel, la pénétration irrégulière du lobule par

(1) *Archives de Physiologie*, 1881.

le tissu nouveau ; l'intégrité parfaite des canalicule biliaires et la conservation des cellules hépatiques, qui ne contiennent aucune infiltration.

Quant aux lésions que nous avons observées du côté des veines sus-hépatiques, elles viennent à l'appui de la théorie récemment émise par Sabourin (1), que les veines sus-hépatiques peuvent devenir des centres d'évolution conjonctive tout comme le système porte. D'après lui, les deux systèmes cirrhotiques ont une évolution absolument indépendante ; ce n'est pas par envahissement progressif du lobule que la cirrhose primitivement localisée à la périphérie finit par envahir le lobule et arriver à la veine centrale. Dès le début, les deux systèmes sont pris ; les veines sus-hépatiques, comme les veines portes, deviennent des foyers de prolifération active, d'où la formation d'îlots parenchymateux faisant partie non plus d'un seul lobule, mais de plusieurs lobules voisins, et que circonscrivent des anneaux cirrhotiques partis de la veine centrale.

Si l'on se reporte à l'étude histologique de l'observation, on voit en effet les éléments embryonnaires distribués aussi bien autour de la veine sus-hépatique qu'autour des veines portes. Si la prolifération s'était effectuée d'abord au niveau des espaces interlobulaires, et que, partant de ces points, la sclérose fût devenue intralobulaire en poussant des ramifications vers les parties centrales, il est probable que l'on trouverait dans les espaces une organisation plus avancée : or, le tissu embryonnaire y est peut-être un peu plus massé, les fibrilles sont plus nombreuses, mais on sait que, normalement, c'est là qu'on rencontre le tissu conjonctif en plus grande abondance. Et d'ailleurs, ce sont les mêmes cellules rondes embryonnaires autour des veines sus-hépatiques

(1) Sabourin, *Revue de Médecine*, 1882.

qu'autour des veines portes; mais le tissu ne présente jamais d'un côté plus spécialement que de l'autre le caractère fibreux proprement dit. Aussi nous est-il permis d'après cela de supposer, comme l'admet Sabourin, que l'évolution conjonctive s'est faite d'une façon indépendante et simultanée dans chaque système cirrhotique.

ETIOLOGIE ET PATHOGÉNIE

Si nous cherchons à rattacher maintenant les lésions aux causes qui ont pu les déterminer, nous nous trouvons en présence de difficultés considérables, et nous sommes obligés de reconnaître qu'il nous est impossible d'aboutir sur ces points à des conclusions précises.

En effet, l'on ne découvre dans les antécédents du malade aucun des états morbides que l'on considère généralement comme pouvant jouer le rôle de cause déterminante, quoique souvent fort hypothétique. Pas d'impaludisme, pas de syphilis (le malade n'a jamais présenté et n'offre actuellement pas trace d'accident spécifique), pas de lithiase biliaire. A un moment donné, il a avoué avoir fait autrefois des excès de boisson, qu'explique suffisamment sa profession de manœuvre: Or l'on connaît le rôle étiologique important que l'on attribue à l'alcoolisme dans la production des cirrhoses.

L'alcool absorbé en quantité minime est un agent d'épargne, en ce sens qu'étant brûlé comme aliment hydrocarboné, il a besoin, pour sa combustion, d'une certaine quantité d'hydrogène, d'où résulte une diminution proportionnelle dans la combustion des matières protéiques. Mais, si l'alcool est ingéré dans des proportions considérables, le toxique, qui circule avec le sang, va déterminer directement sur les parois vasculaires un processus irritatif qui se propagera bientôt au tissu cellulaire environnant et déterminera son hyperplasie. Le phénomène s'observe surtout dans le foie, dans lequel l'agent irritant, pénétrant presque pur par les ramifications de la veine porte, provoque rapidement dans les vaisseaux sanguins une irritation qui se traduit par la production de cellules embryonnaires de tissu conjonctif.

Mais ici les symptômes observés permettent-ils de conclure à une intoxication alcoolique bien nette? Trouvons-nous cet ensemble caractéristique de l'alcoolisme chronique, phénomènes nerveux, crampes, fourmillements, insomnie, cauchemars, troubles gastriques etc. ? Ces phénomènes font défaut pour la plupart ; sans doute, le malade présente un tremblement généralisé des lèvres, des mains, de la tête, mais qui a été rattaché nettement au tremblement sénile. D'ailleurs, ne paraît-il pas singulier, si l'on met en cause l'alcoolisme, de voir cette intoxication se révéler par des altérations hépatiques à l'âge du malade, et de trouver néanmoins le processus dégénératif aussi peu avancé? Quant à d'autres lésions des divers appareils trouvées à l'autopsie, en particulier la surcharge graisseuse du cœur, on peut les attribuer aussi bien à la sénilité qu'à l'alcoolisme.

En somme, la notion étiologique nous semble très obscure ici, et sans rejeter l'alcoolisme d'une manière formelle, nous n'oserions l'affirmer catégoriquement.

Hayem, à propos de deux observations qui présentent avec celle de notre malade des analogies évidentes, mais qui rentrent dans la forme hypertrophique chronique, recherche l'étiologie d'un autre côté : « Des troubles nombreux et fréquemment répétés dans la circulation abominale, quelle qu'en soit la cause, sont, dit-il, souvent le point de départ d'abord d'hyperhémies du foie, puis de lésions profondes et irrémédiables. En présence de cette hépatite, remarquable par la conservation des éléments du foie, ne pourrait-on pas se demander si l'inflammation n'a pas été précédée, pendant longtemps, par de simples troubles circulatoires, et si la lésion observée ne représente pas en réalité une poussée irritative compliquant un état primitivement congestif simple? » (*Arch. de Phys.*, 1874.)

L'hyperhémie si peu marquée du foie ne semble pas nous autoriser à nous ranger à cette opinion pour le cas particulier.

A l'étiologie se rattache une question dont l'interprétation ne présente pas moins de difficultés : nous voulons parler de la pathogénie, dont il a été touché quelques points dans l'anatomie pathologique. En d'autres termes, quel est le point de départ du processus, quelle est sa nature ? A l'hyperplasie des éléments propres du tissu conjonctif faut-il ajouter l'hyperplasie du parenchyme lui-même ? Faut-il voir dans les petits éléments qui infiltrent le tissu, uniquement des cellules du tissu conjonctif ou des dérivés de ces cellules, et n'est-il pas permis de les considérer, en partie du moins, comme des globules blancs, des leucocytes ? Telles sont les questions qui se posent à notre examen.

Voyons d'abord la façon dont le tissu conjonctif, émané des prolongements de la capsule de Glisson, est distribué à l'état normal par rapport aux lobules et aux cellules hépatiques. Cette étude a soulevé parmi les auteurs de nombreuses discussions. Pour Beale et Wagner, le tissu conjonctif intra-acineux distinct du tissu interlobulaire serait formé d'un réseau extrêmement mince qui entourerait les travées cellulaires en servant ainsi d'enveloppe aux cellules.

D'après Weber, au contraire, les prolongements de la capsule de Glisson pénètreraient directement dans le lobule hépatique pour en former la charpente. Il existerait donc, dans l'intérieur des lobules, un tissu cellulaire qui, partant des divisions de la veine porte à la périphérie de l'acinus, se dirigerait, sous la forme d'un réseau réticulé, jusque vers la veine centrale. Au centre du lobule, il serait réduit à un fin réseau, filamenteux, mais intimement uni aux vaisseaux.

D'après M. Hayem, il existerait un réseau trabéculaire dont les trabécules, qui soutiennent les cellules hépatiques, se présentent sous l'apparence de lamelles plissées, irrégulièrement striées en certains points, et qui, de distance en distance, offrent un noyau propre, non entouré, chez l'adulte, d'une masse visible de protoplasma. Ces cloisons conjonctives renferment des vaisseaux lymphatiques et peut-être des capillaires sanguins.

Cette disposition du tissu conjonctif intralobulaire, avec ses fibrilles parsemées de noyaux et sa continuité de la périphérie du lobule jusqu'à la veine centrale, nous rend assez bien compte de la manière diffuse dont s'est effectué le processus. Il est probable que dans l'espèce, sous une cause irritative quelconque qui nous échappe en partie, il s'est produit simultanément une multiplication rapide des éléments conjonctifs autour des veines sus-hépatiques et portes. Le processus parti de ces deux centres d'évolution bien distincts a bientôt envahi toute la glande en suivant les trabécules que nous avons vus tout à l'heure exister à l'état normal dans le lobule même. Il y aurait donc eu d'abord phlegmasie périveineuse, périphlébite des deux systèmes, porte et sus hépatique, nettement indiquée par l'épaississement notable des parois des vaisseaux et par leur infiltration assez abondante par de petites cellules, qui, dans les veines sus-hépatiques, s'avancent à l'intérieur et déterminent un certain degré d'endophlébite.

Nous trouvons également dans cette hyperplasie générale de la trame conjonctive du lobule, dans son infiltration diffuse par des éléments embryonnaires, l'explication de l'hypertrophie et de l'induration du foie, qui ont été constatées à l'autopsie ; il y a eu, en quelque sorte, une généralisation d'éléments nouveaux, à travers les anciens, sans altération de ceux-ci, d'où le développement anormal qu'a subi forcément l'organe.

Jusqu'à présent, nous avons rapporté tout le processus à l'hyperplasie conjonctive. Pour certains auteurs, Kelsch, Kiener, Wannebroucq (1), la cirrhose intralobulaire se ferait non aux dépens du tissu conjonctif du lobule, mais aux dépens de l'élément épithélial. L'altération primitive et essentielle serait l'altération parenchymateuse, caractérisée par la prolifération nucléaire des cellules et la tendance atrophique de leur protoplasma.

Aussi, tout en reconnaissant que le tissu fibreux périvasculaire joue un certain rôle, les modifications du parenchyme étant l'élément prédominant, qui donne à la cirrhose hypertrophique son cachet, voudraient-ils substituer le nom d'hépatite parenchymateuse à celui de cirrhose hypertrophique ! En d'autres termes, d'après eux, les cellules hépatiques se multiplieraient dans la cirrhose pour concourir à la formation des éléments du tissu interstitiel.

Sans entrer dans plus de détails sur cette théorie nouvelle pathogénique que nous n'avons pas à discuter ici, constatons que, dans notre observation, malgré l'intégrité absolue des cellules hépatiques, l'absence de toute multiplication dans leur intérieur ne saurait nous permettre de faire jouer ici un rôle à leur hyperplasie. Nulle part, en effet, on ne trouve dans les cellules, parfois diminuées de volume et plus ou moins cubiques, les formes transitoires décrites par Wickham Legg (2) entre les cellules hépatiques

(1) Wannebroucq, *Arch. de Phys.*, 1876 et 1880.

(2) Wickham Legg, *On cirrhosis of the liver.* Anal. *in Rev. des Soc. méd.*, t. II.

et les éléments du tissu conjonctif. Les mêmes raisons nous conduisent à rejeter l'opinion qui attribuerait l'augmentation de volume du foie à l'hyperplasie diffuse du tissu glandulaire.

En présence des éléments embryonnaires qui infiltrent le tissu cellulaire, en y formant des amas plus ou moins arrondis, on est en droit de se demander si ce ne seraient pas là des globules blancs, issus par diapédèse des vaisseaux. Ne s'agirait-il pas d'une infiltration générale de leucocytes ? Nous devons dire que l'examen histologique ne nous a pas permis de différencier ces cellules des leucocytes ; notons, cependant, que des coupes de la rate n'ont pas révélé un nombre sensiblement plus considérable de globules blancs.

Nous avons, dans l'étude pathogénique, laissé de côté les canaux biliaires, en tant qu'ayant pu être le point de départ de la lésion : cette origine ne saurait mériter ici considération. Les canalicules biliaires, en effet, bien qu'entourés parfois par la masse embryonnaire, vu leur situation auprès des vaisseaux portes, ne présentent aucune des lésions de l'angiocholite.

DEUXIÈME PARTIE

SYMPTÔMES

Le début de l'affection paraît avoir été insidieux et nous ne trouvons parmi les prodromes rien qui puisse faire prévoir une lésion hépatique. Le malade jouissait d'une santé habituellement bonne jusqu'à une époque qu'il fait remonter à trois semaines environ avant son entrée à l'infirmerie; c'est alors seulement qu'il commence à maigrir et à éprouver de l'inappétence, un sentiment de pesanteur pendant la digestion avec malaise général, et surtout une diarrhée abondante et persistante.

A son entrée, nous voyons donc prédominer les troubles gastriques; il y a un peu de fièvre, de l'anorexie, une perte des forces notable; la peau présente la coloration particulière pâle de l'anémie qui résulte d'un défaut de nutrition, et bien distincte de la teinte jaune de l'ictère proprement dit ou terreuse; d'un jaune sale, de l'ictère hémaphéique.

Il n'y a pas encore de symptômes physiques ou subjectifs dominant la scène morbide, pas de douleur spontanée ou provoquée par la pression dans l'hypocondre droit: le foie est à peine augmenté de volume.

Après une amélioration générale de quelques jours, l'état du malade devient plus mauvais et la cachexie semble faire des progrès rapides. Alternatives de diarrhée et de constipation; urines albumineuses. De plus, de nouveaux symptômes s'accusent; on constate la présence d'une certaine quantité, faible, il est vrai, de liquide ascitique; le ventre cependant n'est pas sensiblement augmenté de volume; les veines abdominales sous-cutanées présentent une légère dilatation; on sent nettement le foie qui dépasse les fausses côtes en envahissant le creux épigastrique, sous forme d'une tumeur assez régulière à sa surface, dure au toucher et nullement douloureuse à la pressison. La rate est volumineuse.

A partir de cette époque, c'est-à-dire trois mois environ après le début, les troubles de la nutrition vont toujours en augmentant; le malade maigrit de plus en plus, perd ses forces; la sécrétion des urines diminue; elles sont albumineuses; il survient un peu d'œdème des membres inférieurs; les poumons s'engouent; la peau se couvre de pétéchies; puis des vomissements muqueux surviennent: enfin le malade, qui présente l'ensemble symptomatique d'une cachexie profonde, tombe dans le coma et ne tarde pas à succomber.

Voyons à présent si l'anatomie pathologique nous fournira l'explication des symptômes.

Si nous les étudions d'après leur degré d'importance, nous trouvons au premier rang l'hypertrophie du foie qui paraît s'être effectuée d'une façon assez insidieuse et rapide. Jamais le malade n'a accusé de douleurs sourdes dans la région hépatique, ni de crises coïncidant avec l'augmentation de volume de l'organe, telles que M. Jaccoud les a observées : « Durant chacune de ces attaques, dit-il, le foie augmentait de volume; la douleur passée, il revenait sur lui-même, mais ce retrait ne le ramenait pas toujours à ses dimensions primitives; et, en jugeant la question par le niveau du bord inférieur, il était facile de s'assurer, sur tout après les grands accès de fièvre, que l'organe s'était définitivement abaissé de quelques lignes de plus. »

Chez notre malade, une fois seulement à son entrée, nous avons noté une poussée fébrile, mais alors que l'attention n'était nullement portée du côté du foie.

D'ailleurs, l'absence de phénomènes douloureux se comprend, puisque l'autopsie n'a démontré aucune trace de périhépatite et que les douleurs et les accès de fièvre sont généralement dus aux poussées inflammatoires du côté du péritoine.

L'ascite est évidemment sous la dépendance d'un obstacle à la circulation porte, et les altérations périveineuses que nous avons décrites suffisent amplement à l'expliquer.

Mais son faible degré pendant toute l'évolution de la maladie reconnaît ici plusieurs causes : d'abord l'organisation peu avancée du tissu nouveau, formé d'une zone cellulaire molle, ne suffit pas à oblitérer complètement les capillaires portes et permet encore leur dilatation et leur contraction alternatives; de plus la distribution diffuse et irrégulière des lésions, tout en constituant un obstacle à la circulation hépatique, est loin de présenter au sang porte cette barrière infranchissable que lui oppose le tissu scléreux périphérique dans la cirrhose atrophique.

On comprend ainsi que les autres symptômes, qui sont sous la dépendance de la gêne de la circulation dans la veine porte hépatique, soient peu accentués.

En effet, les voies de dérivation collatérales que signale Sappey, c'est-à-dire les veines préabdominales, sont à peine dilatées ; un peu de congestion des veines stomachales ; enfin ce n'est que tardivement que se rencontre l'œdème des membres inférieurs, qui reconnaît pour cause, non seulement l'obstacle à la circulation porte, peut-être l'ascite qui comprime les veines iliaques, mais surtout la cachexie profonde dans laquelle est plongé le malade.

L'augmentation de volume de la rate est également une

conséquence de la gêne de la circulation intra-hépatique ; mais il est probable que cette cause n'est pas unique.

Ne pourrait-on pas ici, comme dans beaucoup d'autres affections cachectiques, où le foie et la rate sont lésés simultanément et présentent de l'hypertrophie, faire jouer un rôle à l'altération du sang que nous avons vu diffluent, jaunâtre, avec des globules rouges plus ou moins déformés ? N'y aurait-il pas là une loi de pathologie générale que nous ignorons, établissant entre les deux organes comme une relation d'après laquelle les altérations du foie retentiraient sur la rate et détermineraient habituellement son hypertrophie ?

Les troubles gastriques et intestinaux que certains auteurs rattachent au cortège symptomatique de la cirrhose atrophique ont, au contraire, marqué le début de l'affection et n'ont fait que s'accroître pendant toute la durée de l'évolution.

On ne saurait, ici, les rattacher à l'obstruction des voies biliaires, à l'absence ou à la diminution de la bile dans l'intestin, puisque jamais il n'y a eu de symptômes de rétention biliaire.

De même, il paraît assez difficile, vu l'intégrité des cellules hépatiques, d'invoquer ici les perturbations apportées dans les fonctions d'hématopoïèse, dans la fonction glycogénique et dans la fonction désassimilatrice. Ils semblent donc résulter surtout de la congestion que produit la dérivation du sang vers les veines de l'estomac et de l'intestin.

De même que la diarrhée, il nous les faut rattacher à cette dérivation sanguine qui s'opère par les veines accessoires émanant de la petite courbure de l'estomac, par le plexus veineux sous-muqueux de l'œsophage et par les veines hémorrhoïdales moyennes et inférieures.

Les entraves apportées au fonctionnement régulier du foie

ont toujours pour résultat de provoquer un amaigrissement dont le degré est en rapport avec la rapidité du processus. En effet, on sait que les cirrhotiques à une période plus ou moins avancée présentent une extrême maigreur. Chez notre malade, nous avons vu à l'autopsie les tissus présenter encore une quantité de graisse relativement considérable; mais, si l'on se reporte à l'observation, on voit que l'amaigrissement a fait, en peu de temps, des progrès rapides, et la graisse du malade n'était que le reliquat d'une quantité bien plus grande.

Où faut-il chercher la cause de cet amaigrissement? Est-ce dans l'absence de la résorption, dans le canal intestinal, des matériaux de la bile, lesquels constituent, pour l'organisme, d'après les expériences de Kölliker, un appoint nécessaire à l'intégrité du processus nutritif?

Est-ce dans la diminution de la fonction glycogénique du foie, par suite d'une compression légère des cellules hépatiques, le sucre étant alors remplacé, dans les combustions organiques, par les éléments du tissu adipeux de l'économie?

Est-ce dans les troubles de l'hématose hépatique?

A ces causes, qui toutes exercent certainement une influence plus ou moins grande, il nous faut encore ajouter la diarrhée abondante qui a épuisé le malade, et surtout la diminution de l'absorption veineuse à la surface de l'intestin, par suite de la stase et de l'accroissement de la pression dans les radicules de la veine porte.

Tels sont les phénomènes que nous avons observés chez notre malade; nous devons mentionner ici l'absence d'ictère, qui est pour nous un caractère négatif de la plus haute importance, en ce qu'il sépare nettement la forme hypertrophique que nous étudions, de celle décrite par Hanot, dans sa thèse inaugurale. Dans la cirrhose biliaire hypertrophique de cet auteur, l'ictère est intense et d'ailleurs s'explique facilement, puisque l'examen histologique nous montre que la lésion principale, celle qui domine le processus morbide, avait pour siège de prédilection les canalicules biliaires.

Anatomiquement, dit M. le Dr. Hanot, en outre d'une sclérose extra-lobulaire, et souvent aussi intra-lobulaire, sans tendance à la rétraction, la cirrhose biliaire hypertrophique avec ictère est caractérisée par une lésion spéciale des canalicules biliaires : développement exagéré et catarrhe chronique de ces canalicules. Cette inflammation catarrhale des conduits se joint à l'hypersécrétion de la bile, qui résulte de l'irritation néoformative pour produire un ictère par rétention, analogue à celui qu'on observe dans le cas d'obstacle quelconque au cours de la bile.

Au contraire, dans notre cas, l'étude histologique ne nous met point en présence de cette altération caractéristique que nous venons de signaler ; les canalicules biliaires ont conservé leur aspect ordinaire ; ils ne sont augmentés ni de nombre, ni de volume : ils ne présentent pas cette altération spéciale qui consiste dans une prolifération considérable des cellules épithéliales qui les tapissent à l'intérieur.

Ce défaut de toute lésion des voies biliaires rend compte de l'absence de l'ictère ; la lumière de ces petits vaisseaux n'ayant pas été obstruée, rien n'a pu s'opposer au passage de la bile ; de là, pas d'ictère, pas de résorption. La coloration cireuse, blafarde de la peau, indique une anémie profonde, un état cachectique avancé, mais sans confusion possible avec la teinte jaune des ictériques ou des hémaphéiques.

Les urines, d'ailleurs, n'ont jamais présenté la coloration acajou des urines biliaires, pas plus qu'elles n'ont offert, par les procédés chimiques, les réactions caractéristiques de la matière colorante de la bile. Ce n'est qu'à la dernière période de la maladie qu'elles ont diminué de quantité et que la proportion des urates s'est singulièrement accrue ; ces sels se déposent par le refroidissement sous forme d'un précipité rougeâtre très épais ; cet excès d'acide urique témoigne de l'évolution vicieuse des matières azotées.

Quant à la présence de l'albumine, elle s'explique suffisamment par la néphrite interstitielle en rapport avec l'âge avancé du malade.

L'étude des symptômes permet de distinguer, dans la marche de la maladie, deux périodes assez nettes : une première période, caractérisée par des phénomènes prémonitoires, malaise général, faiblesse, inappétence, diarrhée abondante et rebelle.

A celle-ci succède une deuxième période adynamique, dans laquelle l'aggravation des symptômes fait des progrès rapides ; le malade devient somnolent, étranger à tout ce qui l'entoure ; il est impossible de le tirer de sa torpeur.

C'est alors que l'on voit apparaître quelques accidents hémorrhagiques, du purpura.

Enfin la mort, qui est l'issue fatale de la cirrhose, quelle que soit la forme qu'elle revêt, survient par l'intensité progressive des troubles généraux, au milieu d'une profonde cachexie.

Cette terminaison diffère de celle que l'on trouve le plus habituellement dans la cirrhose hypertrophique biliaire ; dans celle-ci la mort survient par péritonite consécutive à la propagation de l'irritation, dont le foie augmenté de volume est le siège, ou au milieu des symptômes de l'ictère grave, qui résulte des troubles de l'hématose hépatique et de la présence dans le sang des matières biliaires, ainsi que des principes provenant de la décomposition des matières azotées.

La durée relativement rapide de la maladie, qui a évolué

en quatre mois à peine, nous permet de la ranger parmi les formes subaiguës de la cirrhose hypertrophique.

Nous devons ajouter que les altérations pulmonaires, l'âge avancé du malade, l'état graisseux du cœur et des reins, en somme, le ralentissement général de la nutrition qui s'observe chez tous les vieillards, par suite du moindre fonctionnement des organes ont, sans doute, contribué aussi à abréger la vie du malade et accéléré la débilitation produite par l'état morbide. Cette rapidité de l'évolution nous explique aussi l'absence de toute lésion dégénérative dans les éléments anatomiques du foie.

Nous en avons fini avec l'étude anatomique et clinique de la question ; nous pouvons donc à présent discuter sciemment sur la dénomination qu'il convient d'attribuer à l'affection.

Si l'on se place uniquement au point de vue anatomique il semble, comme nous l'avons dit dans un précédent chapitre, que les termes — *hépatite interstitielle diffuse* — rendraient assez bien compte des lésions et conviendraient peut-être ici ; mais, si nous considérons le côté clinique, non moins important, nous voyons que cette définition ne contient ni la mention de l'état macroscopique de l'organe, ni de son hypermégalie, ni de l'absence d'ictère.

Aussi préférons-nous l'expression de *cirrhose hypertrophique sans ictère*, en donnant au mot cirrhose son acception la plus large, telle qu'on la comprend aujourd'hui, c'est à-dire impliquant en elle l'idée d'inflammation conjonctive.

En indiquant l'absence d'ictère à côté de l'hypertrophie, on voit de suite que l'affection ne relève pas de la cirrhose hypertrophique de Hanot.

On serait peut-être tenté de substituer le terme sclérose à celui de cirrhose (de κιρρος, roux), employé par Laënnec à une époque où les lésions étaient pour la première fois bien décrites à l'œil nu et comparées aux symptômes, et qui n'indique en somme qu'un état accessoire, qu'un caractère de coloration variable.

Mais cette expression ne semble pas trouver ici sa justification, vu l'état d'organisation peu avancé du tissu conjonctif, que la rapidité de l'évolution a empêché de prendre les caractères de la sclérose proprement dite, c'est-à-dire du tissu fibreux.

DIAGNOSTIC

Nous allons passer en revue les diverses affections avec lesquelles devait être établi le diagnostic, et voir s'il était possible d'arriver à une certitude absolue.

Si, malgré l'aspect général du malade, l'on ne pouvait songer au mal de Bright, dans lequel il y a un œdème généralisé, de la bouffissure de la face, de l'albumine en grande quantité dans les urines, la néphrite interstitielle devait être mise en cause, à la première période de l'affection : troubles dyspeptiques, faiblesse, albumine en faible proportion dans l'urine et surtout âge avancé du malade. L'apparition des autres symptômes est venue bientôt éliminer cette affection ou tout au moins la rejeter à l'arrière-plan.

L'augmentation de volume du foie se rencontre dans un certain nombre d'états morbides qu'il nous faut étudier.

Hypertrophie simple. — D'après Frerichs, celle-ci se rencontre dans le diabète sucré, la leucémie, l'adénie, à la suite d'un séjour prolongé dans les pays chauds et marécageux. Les antécédents du malade, la marche de la maladie, l'état des urines, qui n'ont jamais renfermé de sucre, l'examen du sang, dans lequel il n'y a pas eu d'augmenta- des globules blancs, enfin l'absence d'hypertrophie des ganglions nous ont fait exclure ces différentes formes.

Dégénérescence amyloïde. — On sait qu'elle reconnaît pour causes ordinaires la syphilis, la suppuration osseuse prolongée, la tuberculose pulmonaire, la scrofule, toutes les maladies chroniques cachectiques. L'état général antérieur devait suffire à éloigner de cette idée.

Kyste hydatique. — Il est à peine nécessaire de parler d'un tel diagnostic ; si le kyste est superficiel, la fluctuation qui sera perçue indiquera de suite la lésion dont il s'agit ; s'il siège à la partie inférieure ou dans la profondeur de l'organe, il sera impossible de percevoir la fluctuation ; mais, outre l'ictère chronique, les maladies présentent longtemps une conservation de la santé générale qui faisait défaut ici.

Congestion simple du foie. – Avions-nous affaire à une congestion simple du foie, que déterminent les altérations chroniques du cœur ou des poumons ? L'examen de ces organes pouvait jusqu'à un certain point permettre l'hésitation. Les râles muqueux disséminés dans toute la poitrine et plus nombreux aux bases, indiquaient un certain degré de congestion et de stase veineuse pulmonaire. L'hypertrophie considérable du cœur, l'éloignement des bruits et leur irrégularité, enfin l'athérome prononcé des artères dénotaient une faiblesse dans la contraction du muscle cardiaque. Ces causes réunies suffisaient sans doute à déterminer une congestion purement mécanique de la glande hépatique par augmentation de la pression sanguine dans les veines sus-hépatiques ou par stase de la veine porte. Mais, en dehors de la filiation des phénomènes, des commémoratifs, de l'hypertrophie du foie qui n'atteint jamais dans la congestion simple le degré qu'elle présentait, la marche de la maladie prouvait assez que nous n'étions pas en présence d'une congestion simple.

Cancer du foie. — Cette idée devait nous arrêter un instant, si l'on songe à l'âge avancé du malade et à la cachexie relativement rapide survenue chez lui. Sans doute il ne pouvait s'agir d'un cancer superficiel que la palpation aurait révélé sous forme de tumeurs plus ou moins bosselées, marronnées, de consistance très dure, tandis que notre foie était lisse à la surface. Nous aurions eu affaire ici à une affection cancéreuse latente, à une de ces formes qui le plus souvent ne se diagnostiquent qu'à l'autopsie et ne peuvent être que soupçonnées. Mais là encore, le doute n'était possible qu'au début de la maladie et l'état général, si mauvais qu'il fût, n'était en rien comparable à la cachexie qu'entraîne si rapidement le cancer du foie. De plus, l'absence complète de douleurs dans la région hépatique, chez le malade qui n'avait pas cette coloration particulière jaune paille, quelquefois bronzée des cancéreux, devait nous éloigner d'une telle hypothèse.

Nous sommes ainsi conduits, par exclusion, au diagnostic de cirrhose du foie avec hypertrophie, cirrhose caractérisée par les phénomènes que nous avons étudiés dans la symptomatologie et sur lesquels nous ne reviendrons pas, et surtout par l'absence d'ictère. Était-il possible d'établir le diagnostic entre une cirrhose hypertrophique simple et la période de début de la cirrhose atrophique, qui s'accompagne, on le sait, d'une augmentation de volume ? Si l'hypermégalie, dans la première période de la forme atrophique, est généralement moindre que dans la forme hypertrophique, nous avons vu combien la délimitation exacte du foie était rendue difficile ; d'autre part, les symptômes importants étant plus ou moins modifiés, on ne saurait se dissimuler les difficultés qui entourent un semblable diagnostic.

Le diagnostic anatomique a été établi au chapitre de l'anatomie pathologique.

RÉSUMÉ ET CONCLUSIONS

Les lésions anatomiques de l'observation qui fait le sujet de notre thèse peuvent se résumer ainsi : hypertrophie et hépatite interstitielle diffuse, intra et extra lobulaire, caractérisée par une infiltration générale d'éléments embryonnaires et une hyperplasie de la trame conjonctive normale; phlébite et périphlébite des systèmes porte et sus-hépatique; absence d'altération des cellules hépatiques, et surtout, absence de lésions des canalicules biliaires.

Cliniquement, l'affection a été caractérisée par une hypertrophie notable du foie, un peu d'ascite, une très légère dilatation des veines sous-cutanées abdominales, sans ictère.

Il s'agit, en somme, d'une variété de cirrhose hypertrophique du foie, que nous appellerons *cirrhose hypertrophique sans ictère*. Nous ne saurions évidemment méconnaître que, le plus généralement, l'hypertrophie coïncide avec des lésions des canalicules biliaires ; mais le cas que nous étudions montre que les symptômes classiques les plus importants peuvent revêtir parfois une forme irrégulière et n'être pas absolument caractéristiques d'une affection déterminée de l'organe hépatique.

Notre observation est un argument de plus en faveur de la nécessité, où l'on est aujourd'ui, de multiplier les divisions et les variétés, en ce qui concerne l'étude des cirrhoses hépatiques et en particulier des cirrhoses hypertrophiques. L'on a tort de vouloir trop systématiser la cirrhose, en établissant des types ayant une individualité propre, des caractères anatomiques cliniques toujours semblables à eux mêmes. La configuration et le mode de répartition du tissu nouveau, son origine (périveineuse ou périangiocholique), la présence ou le défaut de lésions des canalicules biliaires, toutes ces notions, regardées successivement par les auteurs comme des bases de classifications, sont des signes souvent ou trop difficiles à préciser, ou trop inconstants, pour permettre de constituer des formes bien fixes, des groupes bien homogènes, et c'est surtout le cas, en ce qui concerne la forme hypertrophique.

BIBLIOTHÈQUE NATIONALE R.F. IMPRIMÉS

TABLE DES MATIÈRES

BIBLIOTHÈQUE NATIONALE R.F. IMPRIMÉS

INDEX BIBLIOGRAPHIQUE

ACKERMANN. — *Ueber hypertrophische und atrophische Leber-cirrhose.* Arch., Band LXXX.

ANDRAL. — *Précis d'anatomie pathologique*, t. II, 1829.

BECQUEREL. — Archives de médecine, 1840. *Recherches anatomo-pathologiques sur la cirrhose du foie.*

BICHAT. — *Dernier cours sur l'anatomie pathologique,* publié par Béclard, Paris, 1826.

BIRSCH-HIRSCHFELD. — *Pathologische anatomie.*

BOULLAND. – *Mémoires de la Société médicale d'émulation,* t. IX, 1826.

BRIEGER. — *Zur Lehre von der fibrosen hepatitis*, Wirchow's. Arch. Band LXXX.

BUDD. — *Diseases of the liner*, 1845.

CARSWELL. — *Pathologie anatomique de l'atrophie*, 1833-38.

CHARCOT. — *Leçons sur les maladies du foie*, 1877. — *Leçons sur les cirrhoses du foie* (*Progrès médical*, 1873-74).

CHARCOT et GOMBAULT. — *Contribution à l'étude de différentes formes de cirrhoses du foie.* Arch. de Physiologie, 1876.

CHARCOT et LUYS. — *Soc. de Biologie*, 1859.

CORNIL. — *Note pour servir à l'histoire anatomique de la cirrhose hépatique.* Arch. de Physiol., mars et mai 1874.

CRUVEILHIER. — *Traité d'anat. path.,* t. III, 1830. — *De la nature de la cirrhose*, *Bulletin de la Société anatomique*, 1852.

CYR (D[r]). — *Contribution à l'étude de la cirrhose hépatique* (*Gazette hebdomadaire de médecine et de chirurgie*, 1881.)

DIEULAFOY. — *Des cirrhoses du foie* (*Gazette hebdom. de méd. et de chir.*, 1881, p. 508).

DUPONT (G.). — *Thèse de Paris*, 1878.

FRERICHS. — *Traité pratique des maladies de foie*, 1866, art. cirrhose.

GAREL (J.). — *Cirrhose hypertrophique graisseuse* (*Rev. de médecine*, 1881).

GIREAUDEAU et DE MOLÈNES. — *Cirrhoses mixtes* (*Gazette hebdom.*, nov. 1882).

GLUGE. — *Atlas der path. anat.*, 1843-47.

GUBLER. — *Thèse d'agrégation sur la théorie la plus rationnelle de la cirrhose*, Paris, 1853.

HALLMANN. – *De cirrhosi hepatitis*, thèse inaug., 1839.

HANOT. — *Thèse de Paris*, 1875. *Sur la cirrhose hypertrophique, avec ictère chronique.* (Archives générales de médecine, 1877.)

HARDY. — *Leçons cliniques* (*Gaz. des Hôp.*, 1879).

HAYEM. — *Contribution à l'étude de l'hépatite interstitielle chronique, avec hypertrophie*, Arch. de Physiol., janv. 1874. — *Note sur un cas de cirrhose hypertrophique* (*Société anatomique*, du 4 juin 1875).

HUTINEL. — *France médicale*, 1879 et 1881.

JACCOUD. — *Clinique médicale*, Paris, 1867.

KELSCH et WANNEBROUCQ. — *Contribution à l'étude de la cirrhose hypertrophique du foie*. Arch. de Physiol., 1881.

KIENER et KELSCH. — *Note sur la néoformation des canalicules biliaires dans l'hépatite interstitielle*, Arch. de Physiol., 1876.

KIERNAN. — *Philosophical Transact*, 1833.

KÜSNER. — *Sammlung klinisch Vortræge*, von Wolkmann, nº 141.

LAENNEC. — *Auscultation médicale*, 1re édit. Observ. 25, 29, 35, 36; 2e édit., obs. 35, 1819.

LANCEREAUX. — *Dict. encyclopédique des sciences médicales*, t. II.

LITTEN. — *Ueber die biliære Form. der Lebercirrhose.* Charité-Annalen, 1878.

MESNET. — *Note sur un cas de cirrhose, avec hypertrophie du foie* (*Union médicale*, 1849).

MONNERET. — *Études cliniques sur la cirrhose du foie.* Arch. générales de médecine, 1852, 4e série, t. 29 et 30.

MULLER. — *Müller's Archiv.*, 1843.

OLIVIER (Paul). — *Mémoire pour servir à l'histoire de la cirrhose hypertrophique* (*Union médicale*, 1871, t. II, p. 361, 449).

OLLIVIER (Aug.). — *Observ. de cirrhose hypertrophique* (*Gazette médicale*, Paris, 1866. — *Comptes rendus de la Société de Biologie*, p. 200, 1865).

OPPOLZER, de Pragues. — *Prager vierteljahrschrift*, t. III.

REQUIN. — *Éléments de pathologie*, t. II, p. 774, 1846. — *Union médicale*, 1849. — *Supplément au Dict. des Dict.*, 1851.

ROKITANSKY. — *Path. anat.*, t. III, 1842

SABOURIN (Ch.). — *Sur une variété de cirrhose hypertrophique, cirrhose hypertrophique graisseuse.* Arch. de Physiol., 1881. — *Du rôle que joue le système veineux sus-hépatique dans le cirrhose* (*Revue de médec.*, 1882).

THIERFELDER. — *Ziemssen's Handb.* Band VIII.

TODD. — *Medic. Times*, 1857.

WANNEBROUCQ et KELSCH. — *Cas de cirrhose hypertrophique*, Arch. de Physiol., 1880.

WILSON. — *Dict. of pract. med.*, t. VIII.

Nancy, imprimerie Paul Sordoillet, rue Saint-Dizier, 51.

EXPLICATION DE LA PLANCHE

Fig. I. — Coupe du foie, vue à un faible grossissement, montrant deux lobules hépatiques avec la topographie générale des lésions, et l'infiltration diffuse des éléments embryonnaires.

a, a, amas cellulaires disséminés à la périphérie de l'acinus.

b, lobule envahi par le tissu de néoformation.

c, espace porte péri-lobulaire.

d, d, veines portes.

e, artère hépatique.

f, f, veines sus-hépatiques entourées d'une zone embryonnaire.

g, travées hépatiques.

Fig. II. — Grand espace porte vu à un fort grossissement. (Obj. 7, oc. 1, Verick.)

a, amas de cellules embryonnaires infiltrées au milieu de tissu fibrillaire.

b, veine porte (coupe transversale).

c, artère hépatique.

d, canalicule biliaire inter-lobulaire (coupe transversale).

e, canalicule biliaire (coupe longitudinale).

f, cellules hépatiques avec noyaux embryonnaires (*a*) intermédiaires.

Fig. III. — Coupe traitée par le pinceau (fort grossissement), montrant l'épaississement de la trame cellulaire normale, avec quelques cellules hépatiques (*a*) et quelques noyaux embryonnaires (*b*), qui sont restés accolés aux mailles.

Fig. IV. — Coupe transversale d'une grosse veine sus-hépatique (fort grossissement), présentant de l'endophlébite.

(*a*) Noyaux embryonnaires entourant la veine et se continuant entre les cellules hépatiques (*b*).

BIBLIOTHÈQUE NATIONALE B.F. IMPRIMÉS

Fig. 1

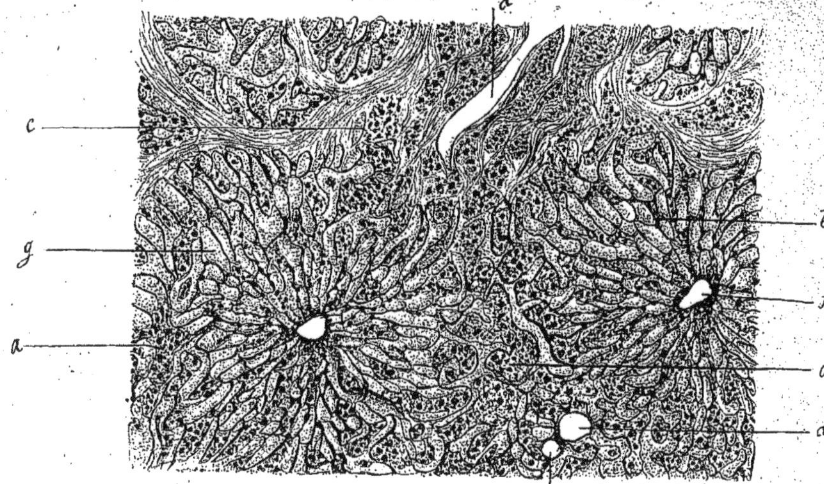

A. Valon. del.

Fig. 2

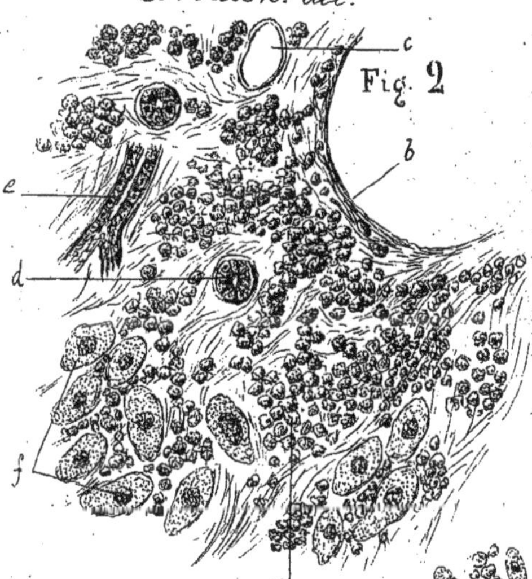

Fig. 3

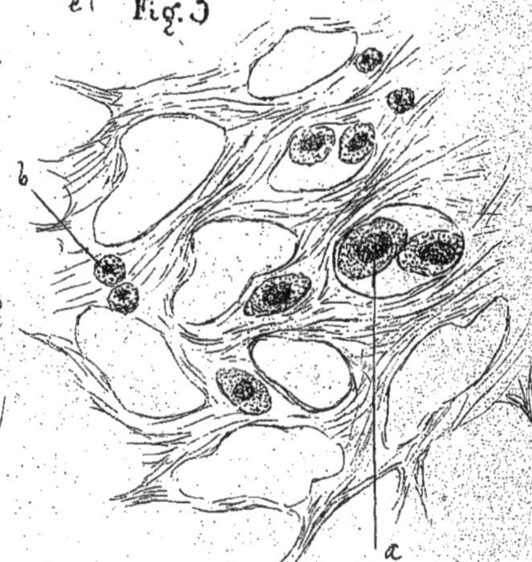

Fig. 4

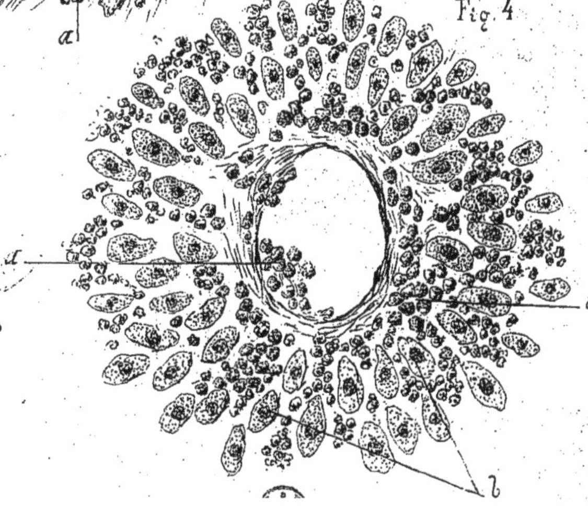

A. Bresse

www.ingramcontent.com/pod-product-compliance
Ingram Content Group UK Ltd.
Pitfield, Milton Keynes, MK11 3LW, UK
UKHW031940260826
14628UKWH00004B/1744

9 782019 670924